Bach-Blüten für mein Kind

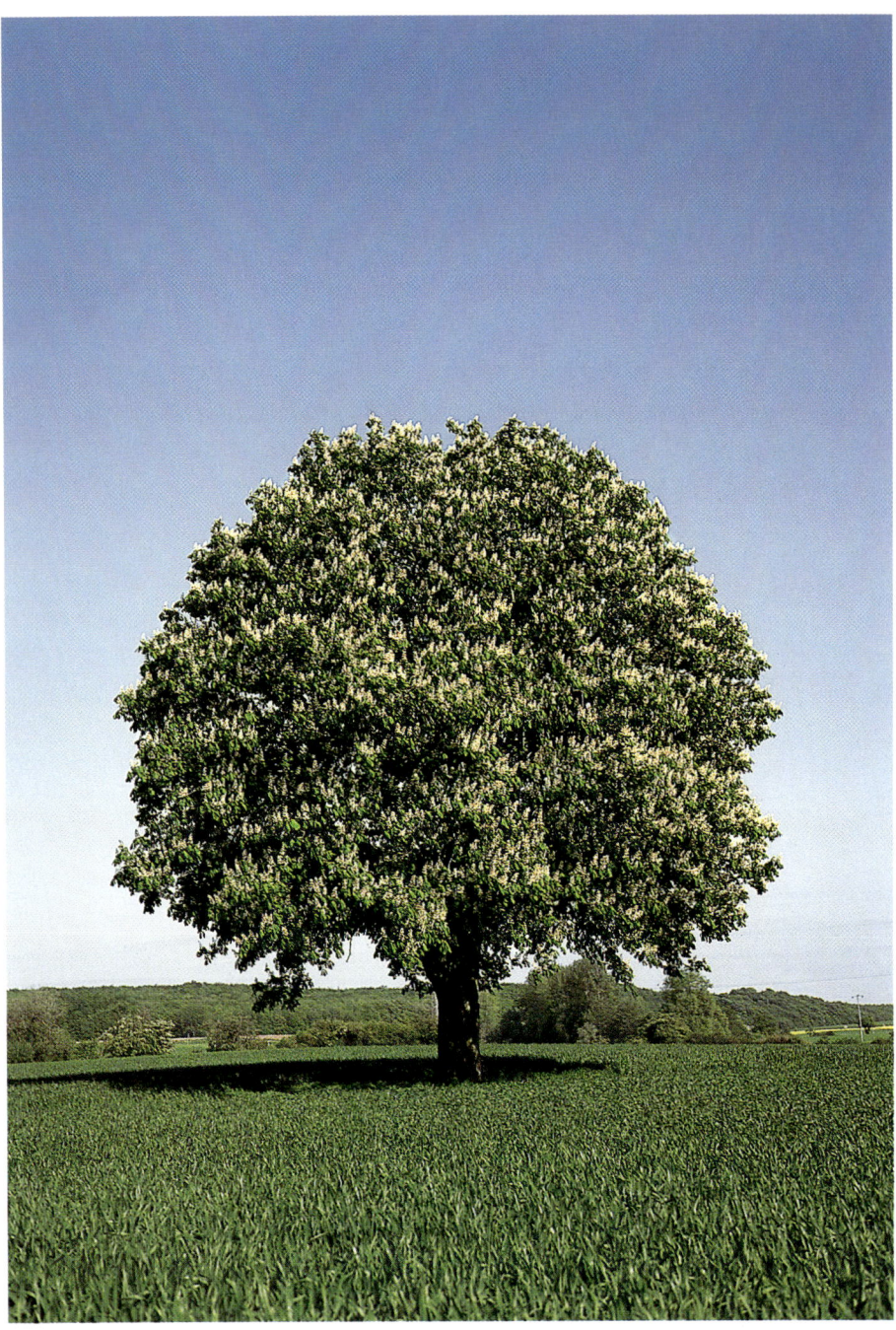

Ute York

Bach-Blüten für mein Kind

- Bei Konzentrations- und Leistungsschwäche
- Bei körperlichen und seelischen Beschwerden
- Zur Vorbeugung und Selbstbehandlung
- Mit Fallbeispielen

Medizinische Beratung:
Irmgard Wenzel, Bach-Blüten-Therapeutin

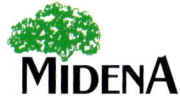

MIDENA

Die Autorin: Ute York lebt und arbeitet als freie Autorin in München.

Hinweis: Die Inhalte des vorliegenden Ratgebers sind sorgfältig recherchiert und erarbeitet. Dennoch kann aus rechtlichen Gründen weder von der Autorin noch vom Verlag eine Haftung oder Gewähr übernommen werden.

Es ist nicht gestattet, Abbildungen dieses Buches zu scannen, in PCs oder auf CDs zu speichern oder in PCs/Computern zu verändern oder einzeln oder zusammen mit anderen Bildvorlagen zu manipulieren, es sei denn mit schriftlicher Genehmigung des Verlages.

Die Deutsche Bibliothek – CIP-Einheitsaufnahme

York, Ute:
Bach-Blüten für mein Kind : bei Konzentrations- und Leistungsschwäche, bei körperlichen und seelischen Beschwerden, zur Vorbeugung und Selbstbehandlung ; mit Fallbeispielen / Ute York.
– Augsburg : Midena, 1998
ISBN 3-310-00465-1

Midena Verlag, Augsburg
© 1998 Weltbild Verlag GmbH, Augsburg
Alle Rechte vorbehalten

Redaktion: Franz Leipold
Fotos: Heidi Velten S. 12, 17, 56, 65, 73, 83, 104, 112, 122;
alle übrigen: Hans Reinhard
Umschlaggestaltung: S/L Kommunikation
Umschlagfotos: TCL/Bavaria
Satz: Cicero Lasersatz GmbH, Dinkelscherben
Lithos: Typework Layoutsatz & Grafik GmbH, Augsburg
Druck und Bindung: Offizin Andersen Nexö, Leipzig – ein Betrieb der INTERDRUCK Graphischer Großbetrieb GmbH

Printed in Germany

ISBN 3-310-00465-1

Inhalt

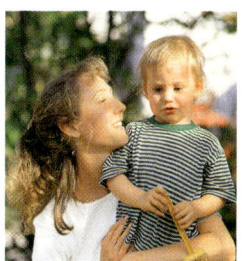
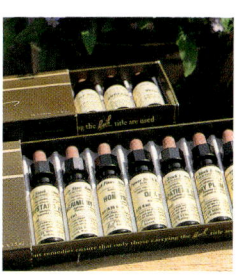

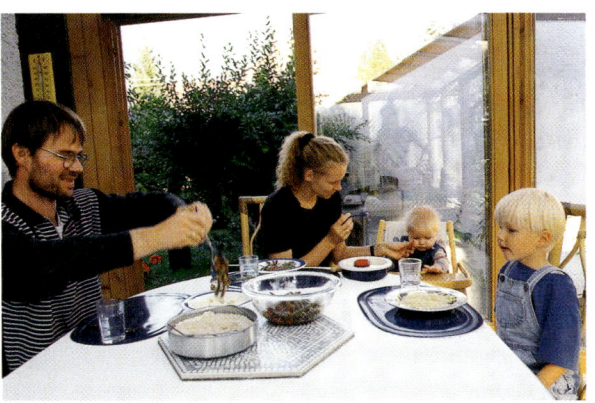

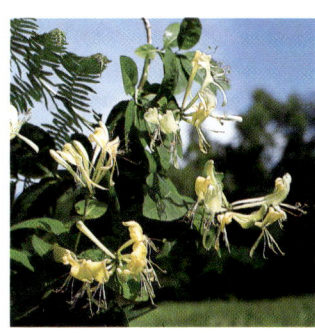

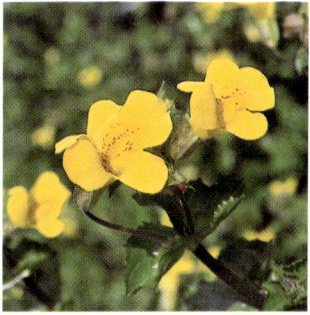

Vorwort: Wie Bach-Blüten Eltern und Kindern das Leben leichter machen können

Wenn Sie dieses Buch in der Hand halten, gehört nicht viel Phantasie dazu, den Grund für Ihr Interesse zu erraten – Sie machen sich Sorgen um Ihr Kind. Das kann verschiedene Gründe haben:

- Es geht um seine **Gesundheit**. Sie laufen von Kinderarzt zu Kinderarzt, aber keiner bekommt die Neurodermitis (oder die chronische Bronchitis oder die Migräne) in den Griff. Sie fragen sich, ob es nicht andere Möglichkeiten gibt als Schulmedizin und Medikamente. Vielleicht hat Ihr Kind auch nur eine harmlose, aber trotzdem lästige akute Krankheit, es geht ihm schlecht, und Sie möchten ihm helfen, daß es sich besser fühlt.
- Etwas im **Charakter** Ihres Kindes beunruhigt Sie zutiefst. Der Kleine ist so unerträglich aggressiv, daß alle Kinder im Kindergarten einen Bogen um ihn machen und er noch keine Freunde gefunden hat. Oder die Sechsjährige traut sich vor lauter Schüchternheit nicht vors Haus. Sie vergießt jeden Morgen bittere Tränen, klammert sich verzweifelt an Sie, wenn Sie sie (schweißgebadet) vorm Klassenzimmer abliefern, und Sie fragen sich, was um aller Welt Sie tun können, um Ihrem Kind zu helfen.
- Vielleicht nervt Sie auch nur der ganz normale **Elternalltag**: die Dauermüllhalde im Kinderzimmer, das ewige Theater beim Essen, die unerträglichen Wortgefechte zwischen den

Geschwistern. Im Grunde sind das zwar alles Kleinigkeiten, aber sie kosten Kraft. Und Sie sind das ständige Schimpfen satt und fragen sich, ob es nicht noch andere Mittel und Wege gibt.

Und nun haben Sie von Ihrer Nachbarin (oder ihre besten Freundin oder einer Kindergartenmutter) gehört, daß sie in ihrer Familie ganz ähnliche Probleme hatte, aber seitdem die Kinder diese oder jene Bachblüte nähmen, hätten sich die Sorgen buchstäblich in Luft aufgelöst. Diese Nachbarin war so begeistert von den denkwürdigen Blüten, daß Sie beschlossen haben: Darüber will ich mehr wissen. Wer weiß, vielleicht ist ja wirklich etwas dran. Vielleicht können sie ja auch mir helfen, meine Probleme in den Griff zu kriegen.

Um es gleich vorwegzunehmen: Die Chancen sind gut, daß Ihnen das gelingt...
Aber bevor Sie sich nun allzu euphorisch in die Bach-Blüten-Therapie stürzen, sollten Sie ein paar Dinge darüber wissen.

München, im Frühjahr 1998
Ute York

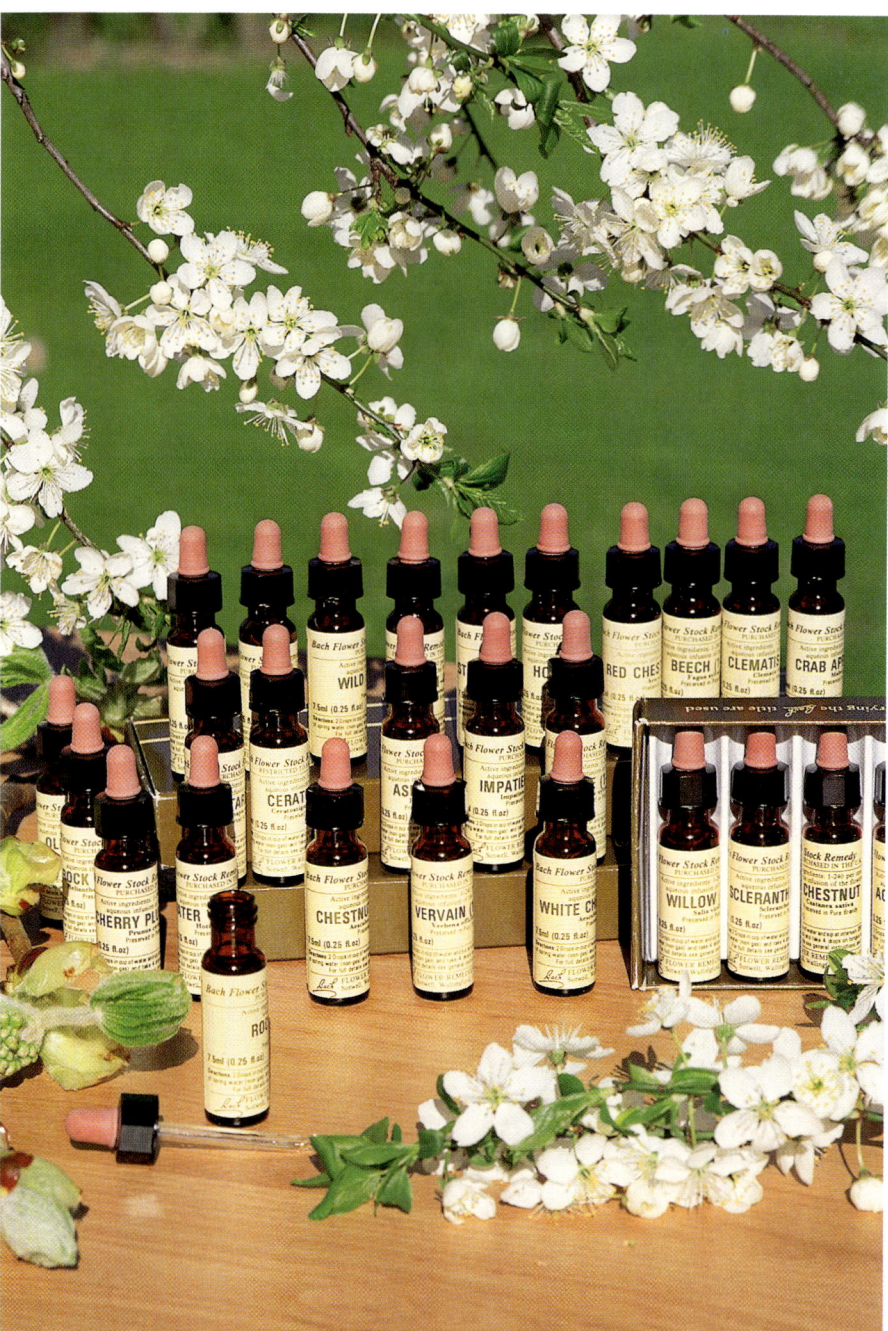

Die Bach-Blüten-Therapie

In diesem Kapitel erhalten Sie einen kurzen Überblick über die Behandlung mit Bach-Blüten, damit Sie wissen, woraus die Blütenessenzen bestehen, wie sie wirken und was Sie Ihrem Kind verabreichen.

Warum Bach-Blüten keine Medikamente sind

Bach-Blüten, vor wenigen Jahren noch von vielen belächelt, sind mittlerweile ein Heilmittel, das millionenfach verwendet wird – mit hervorragendem Erfolg. Daß die Blüten so außerordentlich wirksam sind, überrascht niemanden mehr als die immer zahlreicher werdenden Schulmediziner, die sie – nicht selten gegen besseres Wissen – verschreiben, weil die Patienten sie unbedingt haben wollen. Die Blütenessenzen enthalten nämlich aus medizinischer Sicht rein gar nichts, das in irgendeiner Weise die oft verblüffende Wirkung erklären könnte. Die Pflanzen, aus denen die Essenzen gewonnen werden, sind (mit einigen Ausnahmen) keine Heilpflanzen, sie enthalten keinerlei pharmakologische Wirkstoffe, und deshalb können sie nach herkömmlichen Vorstellungen auch nicht das geringste gegen Krankheiten ausrichten.

Wenn Sie also in die Apotheke kommen und dem Apotheker erklären: »Mein Kind hat Bronchitis (oder Kopfschmerzen oder Fieber), welche Bach-Blüte könnten Sie mir dagegen empfehlen?« – dann wird der Apotheker ratlos die Schultern hochziehen. Es gibt keine Bach-Blüten gegen Bronchitis, Kopfschmerzen oder Fieber.

Bachblüten enthalten keine pharmakologischen Wirkstoffe.

Bach-Blüten: Heilmittel für die Seele

Beachten Sie

> Die Blütenessenzen heilen Krankheiten des Körpers auf dem Umweg über die Seele. Das bedeutet: Sie werden nicht gegen körperliche Beschwerden eingenommen, sondern gegen die negativen Grundstimmungen und Charaktereigenschaften, die nach der Ansicht ihres Entdeckers *Dr. Edward Bach* zum Ausbruch einer Krankheit führen können.

Edward Bach war einer der ersten Ärzte, die begriffen, was für uns heute eine Binsenweisheit ist: Viele Krankheiten haben ihre Ursachen in der Seele. Langanhaltende Sorgen, Probleme, Schwierigkeiten höhlen einen Menschen aus. Er gerät aus dem inneren Gleichgewicht, und damit sind einer Krankheit Tür und Tor geöffnet. Wird mit Hilfe der Blütenessenzen diese negative Gemütsverfassung ausgeglichen und die gestörte Lebensenergie wieder zum Fließen gebracht, dann hat nach *Edward Bach* auch die Krankheit keinen Nährboden mehr, und so bleibt ihr nichts anderes übrig als sich über kurz oder lang zurückzuziehen. Im Idealfall nimmt man die Essenzen natürlich bereits so rechtzeitig ein, daß es erst gar nicht zum Ausbruch einer Krankheit kommt.

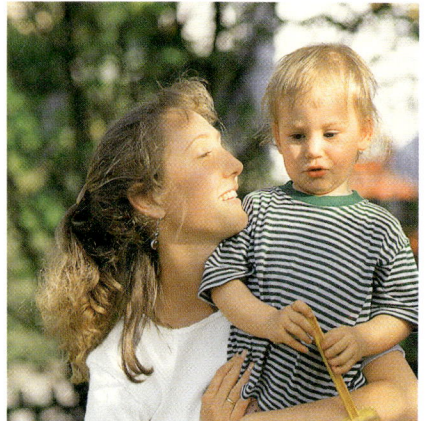

Bach-Blüten heilen (durch) die Seele.

Edward Bach, der Arzt und Wissenschaftler, hatte bei der Entwicklung seiner Heilmittel natürlich zunächst an Krankheiten gedacht. Er sprach gern davon, das seine Blüten »durch die Seele heilen«. Aber tatsächlich spricht nichts dagegen, das »durch« wegzulassen. Die Bach-Blüten heilen die Seele, und auf diesem Weg dann oft auch den Körper. Krankheiten zu heilen oder ihnen vorzubeugen ist eine wunderbare Sache. Aber bei gesunden Kindern Mißstimmungen auszugleichen, Charaktermängel zu beheben, sie zu zufriedenen, verantwortungsbewußten Menschen heranwachsen zu lassen, Frieden und Harmonie in der Familie und im Zusammenleben zu fördern, das ist mindestens genau so wichtig – auch wenn *Edward Bach* das nicht ausdrücklich als Ziel angegeben hat.

38 gute Gründe für ein Tief in der Seele

Nach *Edward Bach* (siehe auch Umschlaginnenseiten) gibt es 38 verschiedene **negative Grundstimmungen**, die uns das Leben schwer machen und zum Ausbruch einer Krankheit führen können. *Edward Bach* hat diese Stimmungen verschiedenen Gruppen zugeordnet, Angst und Unsicherheit, Neid und Einsamkeit, Mangel an Lebensfreude etc., aber das braucht uns hier nicht zu interessieren.

Wichtig

Für jede einzelne der 38 negativen Grundstimmungen hat *Edward Bach* eine Blüte entdeckt, die in der Lage ist, die bestehende Mißstimmung durch ihre feinstofflichen Energien auszugleichen.

Je früher man eine solche negative Grundstimmung entdeckt, desto leichter läßt sie sich natürlich korrigieren. Wer 70 Jahre lang ein furchtsamer Mensch gewesen ist, wird diese Eigenschaft schwerer los als ein Dreijähriger, der nur bei Licht einschläft, weil er sich vor den Monstern unterm Bett fürchtet. Deshalb wirken die Blütenessenzen bei Kindern oft besonders schnell – worüber *Dr. Edward Bach*, der große Kinderfreund, außerordentlich glücklich war. Sie sind ein hervorragendes Mittel, Kindern und deren Eltern den langen und bisweilen recht dornigen Weg zum Erwachsenwerden zu erleichtern. Daß man darüber hinaus mit ihnen Menschen aller Altersklassen, Haustiere und Zimmerpalmen behandeln kann, und das mit großem Erfolg, steht auf einem anderen Blatt. Am besten, Sie überzeugen sich selbst.

Bach-Blüten wirken bei Kindern besonders gut.

Woraus die Blütenessenzen bestehen

Die Bach-Blüten stammen aus dem englischen Ort Sotwell.

Die Original Bach-Blüten stammen aus dem englischen Ort Sotwell, und zwar (mit einer Ausnahme, Rock Water, dem Wasser aus einer besonderen Felsenquelle) aus den Blüten von völlig normalen Pflanzen: Heckenrose, Odermennig, Tausendgüldenkraut etc., die für einige Stunden in Quellwasser gelegt und so der Sonne ausgesetzt werden. Wenn die »Seele« der Pflanze – bzw. ihre heilenden Schwingungen – auf das Wasser übergegangen ist, wird das Blütenwasser nach homöopathischem Prinzip stark verdünnt (potenziert), mit 40%igem Alkohol haltbar gemacht und in 10-ml- Fläschchen abgefüllt. Das sind dann die sogenannten **Muttertinkturen**.

Bei Pflanzen, die so früh im Jahr blühen, daß die Sonnenkraft noch nicht ausreicht, ihre Energie auf das Wasser in der Schüssel zu übertragen, werden die Blüten so lange gekocht, bis ihre Kraft auf das Kochwasser übergegangen ist. Dann werden die Essenzen gefiltert und nach der gleichen Methode weiterverarbeitet.

Keine Angst vor Nebenwirkungen!

Es ist wirklich so: Bach-Blüten haben keine Nebenwirkungen. Das können sie auch gar nicht: Sie enthalten ja keinerlei medizinische Wirkstoffe und damit natürlich auch keine Substanzen, die den Körper schädigen könnten, wie das bei den meisten »echten Medikamenten« der Fall ist.

Bach-Blüten haben keine Nebenwirkungen und machen nicht abhängig.

Weil es sich bei den Essenzen um sanfte energetische Medizin handelt, besteht auch weder die Gefahr einer Überdosierung noch die der lebenslänglichen Abhängigkeit. Und wenn Ihr Kind aus Neugier oder aus Versehen eine ganze Flasche austrinkt – die Wirkung ist nicht anders als nach einem Tropfen und auf jeden Fall für den Körper völlig unschädlich.

Der einzige Punkt, auf den hingewiesen werden muß, ist die Tatsache, daß die Blütenessenzen mit einer minimalen Dosis

Alkohol haltbar gemacht werden. Da die Tropfen aus der Stock-bottle aber in der Regel nur in stark verdünntem Zustand einge-nommen werden, ist der Alkoholgehalt kaum spürbar. Falls Sie trotzdem Bedenken haben sollten, lesen Sie auf Seite 48ff. nach, welche anderen Mittel zur Konservierung möglich sind.

Eine andere Sache sind die »Nebenwirkungen« auf der seeli-schen Ebene. Sie werden vielleicht beobachten, daß Ihr Kind nach der Einnahme unruhig ist und sich anders verhält als sonst. Das ist aber nach *Edward Bach* keine unerwünschte Nebenwirkung, sondern ein Indiz dafür, daß Sie die richtige Mischung zusammengestellt haben. Wie in der Homöopathie ist bei den Bach-Blüten von der Erstverschlimmerung die Rede, die besagt: Vor der Heilung muß zunächst die Entgiftung statt-finden. Oder: Wo gehobelt wird, fallen Späne. Das gilt für Kör-pergifte ebenso wie für Gefühle. Im übrigen geht diese Phase der Unruhe sehr schnell vorüber.

Nach der Einnah-me ist eine kurze Unruhephase völlig normal.

Das große Rätsel: Wie wirken die Bach-Blüten?

Das ist eine Frage, die man nicht so ohne weiteres zufrieden-stellend beantworten kann. Zumindest nicht so, daß man je-den, besonders die Skeptiker und die Menschen, die so stolz auf ihren kritischen Verstand sind, überzeugt. Man kann nämlich nicht einmal wissenschaftlich erklären, warum Bach-Blüten überhaupt wirken.

Daß die Bach-Blüten wirken, bezweifeln selbst die meisten Schul-mediziner nicht mehr – die Beweise dafür sind erdrückend. Aber warum? Ehrlicherweise muß man zugeben, daß es dafür keine wirklich klare Erklärung gibt. Weil nichts »drin« ist, das eine pharmakologische Wirkung auslösen könnte, kann man nach der Einnahme natürlich im Stoffwechsel auch keine Verände-rungen feststellen. Placebo-Effekt, sagen deshalb achselzuckend die Wissenschaftler. Im Klartext heißt das ungefähr: Alles nur Einbildung! Und sie tun so, als ob das eine Erklärung wäre.

Die Wirkung – nur ein Placebo-Effekt?

Placebos ent-
halten keine
medizinischen
Wirkstoffe.

Man weiß heute, daß in gut einem Drittel aller Fälle die Placebos, also die sogenannten Zuckerpillen, wirken, obgleich sie
keinerlei Wirkstoff enthalten. Sie wirken, weil die Patienten
und deren Angehörige daran glauben. Dabei spielt es übrigens
offenbar keine Rolle, wie schwer die Krankheit ist. In einem
Drittel aller Fälle helfen Placebos, egal, ob sie gegen Kopfschmerzen oder gegen Krebs eingenommen werden. Das können Sie nicht glauben? Dann lesen Sie weiter:

Eine Gruppe von Wissenschaftlern hat vor einiger Zeit ein Mittel zur Chemotherapie an Magenkrebs-Patienten getestet. Ob
dieses Mittel mehr Patienten geholfen hat als manches andere,
erfährt man nie, wenn von dieser Studie die Rede ist. Es ist
hochwahrscheinlich, daß es sich – nach einer kurzen Phase der
Euphorie – als ebensowenig durchbrechend erwies wie andere
Chemotherapeutika. Was die Wissenschaftler jedoch außerordentlich verblüfft hat, ist etwas ganz anderes: Von der Kon-
trollgruppe, also den Patienten, die gar nicht das neue Mittel
bekamen, sondern nur »Zuckerpillen« bzw. Kochsalz-Injektio-
nen, verloren 30 Prozent die Haare – weil sie »wußten«, daß das
eine typische Begleiterscheinung bei der Chemotherapie ist!

Der Versuch einer Erklärung

Bach-Blüten
wirken auf der
energetischen
Ebene.

Bach-Blüten wirken auf der energetischen oder der sogenannten feinstofflichen Ebene. Das klingt so geheimnisvoll, läßt sich
aber am besten so erklären: *Edward Bach* war davon überzeugt,
daß wir neben unserem echten Körper noch einen unsichtbaren feinstofflichen Körper haben, die sogenannte Aura, die den
materiellen als ein unsichtbares Energiefeld umhüllt. Die heilenden Schwingungen der Blütenessenzen wirken auf unsere
Aura und gleichen das negative Feld aus.

Edward Bach in seiner liebenswerten, aber auch ein wenig
umständlichen Art, sich auszudrücken, formulierte das so:
»Bestimmte wildwachsende Pflanzen höherer Ordnung haben
durch ihre hohen Schwingungen die Kraft, unsere mensch-

lichen Schwingungen zu erhöhen und unsere Kanäle für die Botschaften unseres höheren Selbst zu öffnen, unsere Persönlichkeit mit den Tugenden, die wir nötig haben, zu überfluten und dadurch die Mängel herauszuspülen, die unsere Leiden verursachen.«

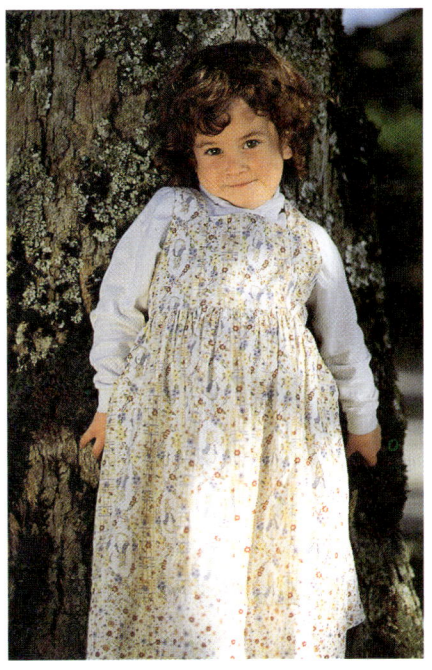

Diese Wirkung ist übrigens mit Hilfe der sogenannten Kirlianfotografie nachgewiesen worden. Die Kirlianfotografie ist eine von russischen Wissenschaftlern entdeckte Fototechnik, mit deren Hilfe die Aura von Menschen, Tieren und Pflanzen sichtbar gemacht werden kann, und selbstverständlich auch die von Bach-Blüten. Die Kirlianfotos bewiesen eindeutig, daß die strahlenden, gesunden Energien der Blüten die Schwachstellen in der menschlichen Aura schließen und Löcher stopfen können. Aber da die Kirlianfotografie ebenso wenig wissenschaftlich anerkannt ist wie die Existenz der Aura, überzeugt das die Skeptiker natürlich auch nicht.

Bach-Blüten wirken bei Kindern oft besonders rasch.

Mir persönlich erscheint die folgende Erklärung für Menschen ohne esoterischen Hintergrund am ehesten nachvollziehbar:

   Nichts gegen Placebos. Auch *Edward Bach* hatte nichts dagegen. Wie könnte er auch, da er doch so sehr von der Macht des Geistes über den Körper überzeugt war. Aber *Edward Bach* wußte auch (und seine Anhänger haben es hunderttausendfach bewiesen):

Beachten Sie

Bach-Blüten wirken auch dann, wenn man nicht daran glaubt – und sogar dann, wenn man gar nicht weiß, daß man sie eingenommen hat, also bei Kleinkindern und bei Bewußtlosen.

Mehr noch: Sie wirken längst nicht nur bei Menschen. Sie glauben das nicht? Dann geben Sie Ihrer kränkelnden Zimmerpflanze mal ein paar Tropfen Rescue und warten Sie ab, was geschieht!

Bach-Blüten heilen wie Musik

Jeweils ganz bestimmte Bach-Blüten erreichen mit ihren Schwingungen unsere Seele.

Die Blütenessenzen wirken auf uns in einer ähnlich geheimnisvollen Weise wie Musik und Kunst. Musik und Kunst haben als Transportmittel Töne und Farben, die uns erreichen und unsere Seele berühren. Bach-Blüten haben als Transportmittel das Quellwasser, das die Essenz, die »Seele« der Blüte, in sich aufgenommen hat. Aber so wie nicht jede Musik, nicht jedes Bild eine Wirkung auf uns hat, sondern nur ganz bestimmte, so haben auch längst nicht alle Pflanzen Schwingungen, die auf bestimmte Teile unserer Seele heilend wirken, sondern nur ganz bestimmte. Welche Blüten welche Stimmungen ausgleichen, hat *Edward Bach* im Selbstversuch herausgefunden (mehr darüber auf den Umschlaginnenseiten).

So wie mich »da da da« zum Lachen bringt, der Twist in mir die Lust zum Tanzen erweckt und ein Trompetensolo zum Heulen, so gleichen bestimmte Blütenessenzen negative Stimmungen aus, und wenn das über einen größeren Zeitraum geschieht, auch charakterliche Mängel. Und ebensowenig wie mir ein Klavierkonzert schadet, wenn ich es zu oft höre, ebensowenig kann mir eine Überdosis Blütenenergie etwas ausmachen. So einfach kann das sein!

Wie findet man die richtigen Bach-Blüten?

Edward Bach glaubte, daß jedermann mit ein wenig Nachdenken die geeignete Blütenmischung selbst herausfinden könnte. Das kleine Krisen-ABC (siehe Seite 52 ff.) wird Ihnen dabei hoffentlich gute Dienste leisten. Wer mit den selbst ermittelten Blütenessenzen keinen Erfolg hat, muß deshalb keineswegs gleich am Sinn der Blüten-Therapie zweifeln. Es ist sehr gut möglich, daß er bisher lediglich auf der falschen Fährte war. Bei der eigenen Familie ist die Gefahr sogar besonders groß. Sie wissen doch, wie leicht es ist, den Splitter im Auge des Nachbarn zu erkennen, nicht aber den Balken im eigenen (oder in dem unserer Kinder).

Beachten Sie

In schwierigeren Fällen ist es sehr ratsam, die passenden Blüten nicht selbst auszusuchen, sondern sich gleich an einen Bach-Blüten-Spezialisten zu wenden. Das kann ein Arzt sein, ein Familientherapeut, ein Psychologe, der mit den Blütenessenzen arbeitet, oder auch »nur« ein ausgebildeter Bach-Blüten-Therapeut. Manche arbeiten ausschließlich mit Bach-Blüten, andere verwenden auch andere Blütenessenzen, beispielsweise die kalifornischen oder australischen Blüten, die mittlerweile auf dem Markt sind.

Die »Profis« sind nicht nur so nah am Patienten dran, wie es die Mütter oft sind, und deshalb objektiver. Sie sind aufgrund ihrer medizinischen Ausbildung meist auch in der Lage, die Verbindung zwischen körperlichen Beschwerden und seelischen Störungen bzw. negativen Stimmungen zu erkennen und die richtigen Fragen zu stellen: Fragen, die zum Kern des Problems hinführen, und damit auch zu der am besten geeigneten Blüte bzw. Blütenmischung (mehr darüber auf Seite 43 ff.).

Bach-Blüten auf einen Blick

Die 39 Essenzen wirken nicht alle nach dem gleichen Prinzip. Einige »behandeln« in erster Linie den Charakter, manche sind hauptsächlich als Mittel gegen disharmonische oder problematische Seelenzustände gedacht, gegen die sie erfolgreich eingesetzt werden können. Andere sind eine Mischung aus beidem.

Dies sind in kurzen Worten die Charakteristika (oder die Seeleneigenschaften) der Blüten – und der Menschenkinder, für die sie geeignet sind. Die Namen der Essenzen sind stets in Englisch angegeben, auch auf dem deutschen Markt; deshalb wird die Originalbezeichnung auch hier verwendet. In Klammern finden Sie die deutsche Bezeichnung. Damit Sie sich die Essenzen leichter einprägen können, haben wir, wo immer möglich, eine Eselsbrücke eingebaut.

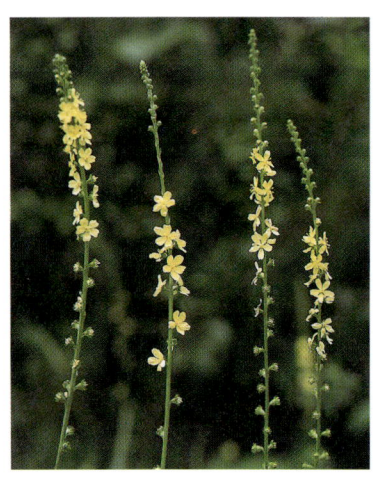

Agrimony (Odermennig)

Die Blüte für Konfliktvermeider
Motto: »Bloß keinen Ärger!« oder: »Wie's drinnen aussieht, geht niemand was an.«

»Agrimony« klingt ein bißch nach Ärger, und genau das ist es, was Agrimony-Kinder vermeiden möchten. Von außen sieht es oft so aus, als hätten Sie mit Ihrem Kind das große Los getroffen: Immer freundlich, gut gelaunt, höflich, hilfsbereit, und stets umgeben von seinen 12 bis 22 »besten Freunden«.

Aber Sie, die Sie Ihr Kind besser kennen als alle anderen, wissen, daß das nur die eine Seite der Medaille ist. Unter der strahlenden, heiteren Oberfläche steckt die Unsicherheit, der Zwang, nett sein zu müssen, weil er oder sie mit Konflikten nicht umgehen kann. Besser lächeln als sich mit jemand auseinanderzusetzen. Besser schwindeln als Krach zu Hause. Besser Hausaufgaben abschreiben als zugeben, daß man sie nicht verstanden hat. Besser den Kasper oder den Pausenclown spielen als sich anmerken zu lassen, daß man über die Fünf in Mathe, den Tadel der Kindergärtnerin traurig ist.

Agrimony könnte Ihrem Kind helfen, offener zu werden und selbstbewußter mit seinen Schwächen umzugehen. Es muß nicht immer alles runterschlucken!

Agrimony-Kinder können mit Konflikten nur schwer umgehen.

Aspen (Espe)

Die Blüte für chronische Angsthäschen
Motto: »Das kann doch gar nicht gutgehen!«

Der Volksmund sagt es ganz treffend: »Zittern wie Espenlaub.« Aspen-Kinder sind die geborenen »Angsthasen«. Sie ängstigen sich auch dann, wenn gar kein konkreter Anlaß dazu besteht, oft wissen sie nicht mal, wovor síe Angst haben. Aspen-Kinder sind weit verbreitet: Babys, die den Mund zum Weinen verziehen, sobald die Mama aus dem Sichtfeld verschwindet, die niemals ohne Licht einschlafen, die stark fremdeln, die der unbekannten Tante nie ein Lächeln schenken würden. Kinder, die sich vorm Kindergarten schluchzend an Mamas Bein klammern, die vor Klassenarbeiten Bauchweh kriegen, obgleich sie den Stoff in und auswendig können, und vorm Zahnarzt, obgleich sie nur zur Kontrolle gehen.

Aspen hilft dem Kind, zu lernen, sich nicht vor allem grundlos zu fürchten, sondern seine Ängste für begründete Fälle aufzusparen.

Aspen-Kinder ängstigen sich oft ohne konkreten Anlaß.

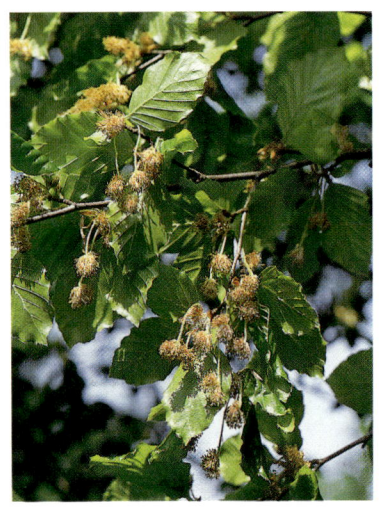

Beech (Buche)

Die Blüte für chronische Besserwisser
Motto: »Ich bin sowieso der Größte!«

Beech, die Buche, ist hochaufragend und in ihrer vollen Größe ein bißchen angsteinflößend. Das sind Beech-Kinder auch. Es mag ja sein, daß Ihr Kind klüger, schneller und weiter ist als andere Gleichaltrige. Aber wenn der Sohn (oder die Tochter) ihnen immer wieder zu verstehen gibt, wie »blöd« die anderen Kinder sind, wenn er gar zu herablassend auf andere (auch jüngere Geschwister) herunterschaut, wegen seiner Überheblichkeit und ständigen Besserwisserei Schwierigkeiten hat, Freunde zu finden, und bei anderen im Zusammenhang mit ihm ein Wort wie »Klugscheißer« gar zu häufig fällt, dann könnte Beech Ihrem Kind dazu verhelfen, mehr Toleranz zu entwickeln – und dadurch eher Freunde zu gewinnen.

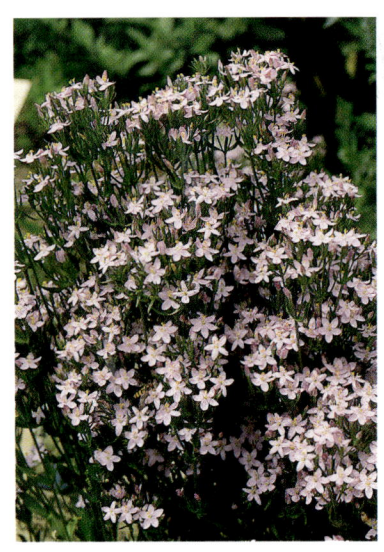

Centaury (Tausendgüldenkraut)

Die Blüte für kleine Duckmäuser
Motto: »Nutzt mich nur ruhig alle aus!«

Centaury heißt auf Deutsch Tausendgüldenkraut, und die Centaury-Kinder wirken auf den ersten Blick auch wie Tausendgüldenkinder. Wahre Traumkinder, wäre da nicht bisweilen der unbestimmte Verdacht, daß sich hinter der sanften, nachgiebigen Natur ein kleiner Duckmäuser verstecken könnte.

Wenn Ihr Kind bereitwillig alles kampflos abgibt, allzu willig mit anderen teilt, alles herschenkt, jeden die Hausaufgaben abschreiben läßt und wegen seiner Nettigkeit allgemein beliebt ist: Kurz, wenn Sie Angst haben, daß Ihr Kind sich zu einem Jasager entwickelt, dann könnte Centaury ihm zu der Erfahrung verhelfen, daß es wunderbar sein kann, auch einmal nein zu sagen. Und vielleicht begreift Ihr Kind sogar, daß es manchmal wichtiger ist, für seine Meinung einzustehen als überall populär zu sein.

Cerato (Bleiwurz)

Die Blüte für die ewig Unentschiedenen
Motto: »Soll ich nicht vielleicht doch besser den roten Pullover anziehen?«

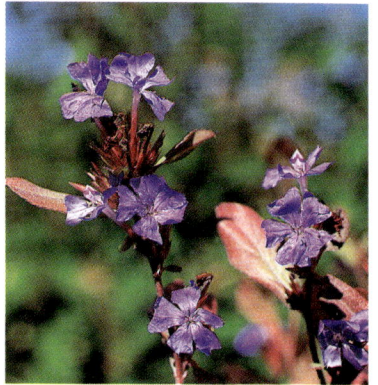

Cerato ist die Pflanze, die bei uns »Bleiwurz« heißt. Und bleiern sind die Cerato-Kinder, wenn es darum geht, eine Entscheidung treffen zu müssen. Sie sind die geborenen Zauderer. Nicht etwa eine schwere Entscheidung, sondern irgendeine: Roter Pullover oder blauer Pullover? Kaugummi oder Bonbon? Filzschreiber oder Kuli? Mal ich die Äpfel grün oder rot? Ziehe ich Socken an oder Kniestrümpfe? Mache ich erst meine Deutsch-Hausaufgaben oder die für Englisch? Das sind Fragen, die sich bei den Cerato-Kindern zu echten Krisen auswachsen. Die Entscheidung darüber nimmt oft mehr Zeit in Anspruch als die Sache selbst. Weil sie unfähig sind, Entscheidungen selbst zu treffen, nerven sie deswegen stets andere: die Mama, die Freunde. Bisweilen werden sie durch ihre eigene Unsicherheit zu echten Mitläufern oder Nachäffern und gehen ihrer Umwelt damit kräftig auf die Nerven. Um auf Nummer Sicher zu gehen, ziehen sie sich oft genau so an wie die Freundin, zeigen generell einen bemerkenswerten Mangel an Originalität.

Cerato kann ihnen helfen, selbstbewußter und entscheidungsfreudiger zu werden.

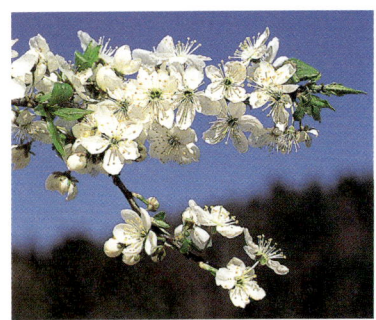

Cherry Plum (Kirschpflaume)

Die Blüte für kleine HB-Männchen
Motto: »Nun sei doch nicht gleich so hysterisch!«

Cherry-Plum-Kinder sind diejenigen, die aus dem nichtigsten Anlaß in die Luft gehen. Oder die umgekehrt über einen scheinbar läppischen Anlaß in einen wahren Freudentaumel ausbrechen. Zu denen man immer wieder sagt: »Nun halt aber mal die Luft an!« Kinder, die ihre Gefühle einfach nicht unter Kontrolle kriegen und durch ihre Temperamentsausbrüche immer wieder anecken. Oder auch solche Kinder, die lange Zeit genau das getan haben, sich aber jetzt nicht mehr trauen, weil sie dafür zu oft getadelt oder bestraft wurden – und die ersatzweise nun an den Nägeln kauen oder ins Bett machen.

Cherry Plum verhilft Kindern dazu, die inneren Spannungen zu lösen und ihre Gefühle zu sortieren, so daß sie lernen, angemessen zu reagieren.

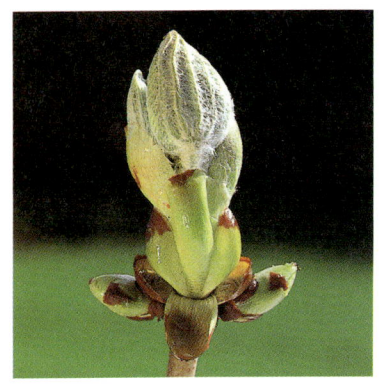

Chestnut Bud (Kastanienknospe)

Die Blüte für chronische Weghörer
Motto: »Wie oft soll ich dir noch sagen…?«

Damit Sie mich nicht falsch verstehen: Ermahnungen, so zahlreich wie ein Kastanienbaum Früchte trägt, gehören zum Elternalltag. Aber wenn Sie das Gefühl haben, daß bei einem Ihrer Kinder alles, was zum einen Ohr hineingeht, fast noch schneller aus dem anderen Ohr herauskommt, Sie wirklich gegen Windmühlenflügel kämpfen und das Kind aus einer Erfahrung oder Belehrung überhaupt nicht lernt, auch dann nicht, wenn es deswegen schon tausendmal Ärger bekommen hat, dann hilft ihm möglicherweise Chestnut Bud.

Diese Essenz dient dazu, die (bisweilen schmerzhaften) Zusammenhänge zwischen Ursache und Wirkung nicht nur zu verstehen, sondern sie bei nächster Gelegenheit auch rechtzeitig ins Gedächtnis zu rufen.

Chicory (Wegwarte)

Die Blüte für Klammeräffchen
Motto: »Nun klammer doch nicht immer so!«

Die Pflanze mit dem englischen Namen Chicory heißt auf deutsch Wegwarte. Und daran orientiert sich das Eselsbrückchen: »Geh nicht weg, warte auf mich!« ist der typische Satz der Chicory-Kinder. Chicory-Kinder sind sooo lieb, so fürsorglich, passen so rührend auf das jüngere Geschwisterchen auf, sie sind einfach wunderbar, und genau das wollen sie auch pausenlos hören. Nein, wie du dich wieder aufopferst!

Chicory-Kinder wollen immer im Mittelpunkt stehen.

Aber leider haben sie die Neigung, geliebte Menschen völlig mit Beschlag zu belegen, und das geht denen bisweilen kräftig auf die Nerven. Wenn sie im Mittelpunkt stehen, gibts keine Probleme, da sind sie liebevoll, fürsorglich, mütterlich. Aber wehe, keiner nimmt zur Kenntnis, wie hinreißend sie sind. Wehe, sie stehen nicht im Mittelpunkt, und Mama, die Lehrerin oder die Freunde wenden ihre Aufmerksamkeit auch mal einem anderen Kind zu! Da werden sie zu wahren Klammeräffchen und ziemlich unausstehlich.

Chicory hilft ihnen, sich aus dieser massiven Ichbezogenheit zu lösen und zu erkennen, daß andere Bedürfnisse haben, die nicht unbedingt mit ihnen in Verbindung stehen.

Clematis (Waldrebe)

Die Blüte für kleine Traumtänzer
Motto: »Wo bist du nur immer mit deinen Gedanken?«

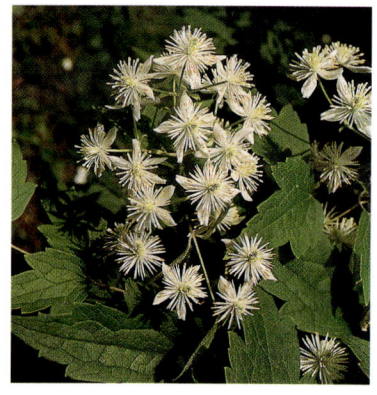

Haben Sie manchmal das Gefühl, daß Sie einen richtigen Traumtänzer in die Welt gesetzt haben? Clematis-Kinder sind selten richtig »da«, und bisweilen haben besorgte Eltern den Verdacht, ihnen sei alles, was mit Alltag und Realität zusammenhängt, einfach zu blöd. Clematis-Kinder haben ihre eigenen Gedanken, leben in ihrer eigenen Welt, träumen im Unterricht, und nach der Schule sprechen sie nicht mit echten Schulkameraden, sondern mit (für andere unsichtbaren) Feen oder (ebenfalls unsichtbaren) Freunden. Hausaufgaben? Wozu, es ist doch viel interessanter, das Bild zu malen, Gedichte zu schreiben oder ein Spiel (mit verteilten Rollen, die es alle selbst übernimmt) zu spielen. Realität? Alltag? Geschirr abtrocknen? Dazu sind sie viel zu unpraktisch!

Clematis hilft diesen immer ein bißchen geistesabwesenden Kindern, die Füße auf den Boden zu bekommen und ein wenig lebenstüchtiger zu werden.

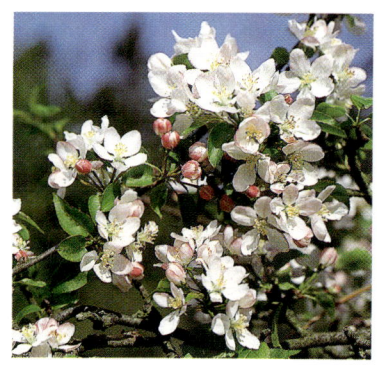

Crab Apple (Holzapfel)

Die Blüte für geborene Minipedanten
Motto: »Sei doch nicht so pingelig!«

Zugegeben, Crab-Apple-Kinder sind rar, und manchen Eltern, die den weitverbreiteten Feld-, Wald- und Wiesendreckspatz zu Hause haben, mögen sie wie ein Traum vorkommen. Crab-Apple-Kinder sind stets reinlich und ordentlich, schon als Babys können sie klebrige Fingerchen nicht ertragen. Sie waschen sich vorm Essen unaufgefordert die Hände, räumen freiwillig ihr Zimmer auf, legen die Spielsachen in immer der gleichen Reihenfolge hin und würden niemals eine Hose anziehen, auf der ein Fleck ist. So traumhaft das für manche Eltern klingen mag – normal ist diese übertriebene Liebe zur Sauberkeit nicht.

Wenn Sie verhindern wollen, daß Sie einen kleinen pingeligen Pedanten großziehen, der seiner Umwelt mit seinem Sauberkeitstick auf den Geist geht, dann sollten Sie ihm rechtzeitig Crab Apple verabreichen.

Elm (Ulme)

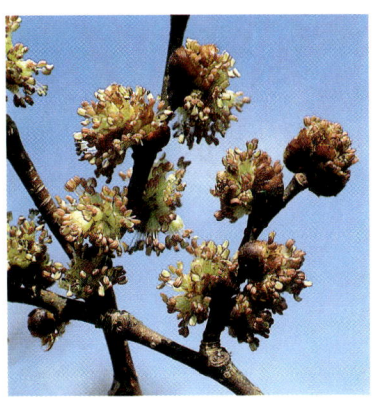

Die Blüte für gelegentliche Schwarzseher
Motto: »Das schaffst du schon, du wirst schon sehen, sei doch nicht so ein Schwarzseher!«

Elm ist nicht unbedingt eine typische Kinderblüte, denn Schwarzseherei und Mutlosigkeit sind glücklicherweise keine Eigenschaften, die bei Kindern stark verbreitet sind. Doch wenn im Grunde selbstbewußte Kinder, die eine Sache eigentlich im Schlaf beherrschen, plötzlich völlig den Mut verlieren, z.B. bei einer wichtigen Klassenarbeit, wenn sie vor vielen Menschen ein Gedicht aufsagen müssen oder im Theaterstück die ersehnte Hauptrolle bekommen haben, dann ist Elm ein gutes Mittel gegen die im Grunde unbegründete, aber lähmende Angst, ihrer Aufgabe nicht gewachsen zu sein.

Gentian (Herbstenzian)

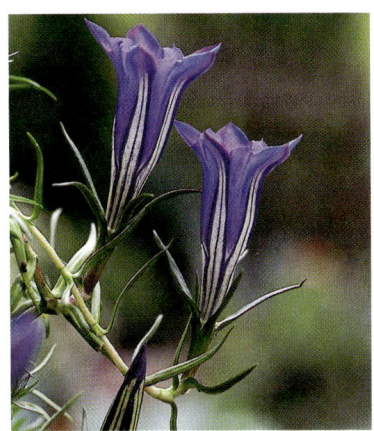

Die Blüte für chronische Schwarzseher
Motto: »Das hat doch alles sowieso keinen Zweck!«

Gentian ist eine der sogenannten »schwarzen« Blüten und damit eigentlich erst recht keine »Kinderblüte«. Doch auch Kinder sind manchmal von der tiefen Verzweiflung befallen, die Erwachsene eigentlich für ihr (zweifelhaftes) Prvileg halten: Wenn sie von anderen Kindern ausgeschlossen werden. Wenn die beste Freundin plötzlich eine andere lieber hat. Wenn die geliebte Kindergärtnerin geht. Wenn sie die Rolle im Theaterstück nicht bekommen.

Wenn Kinder, ob berechtigt oder nicht, das Gefühl haben, die Welt sei zu Ende und es hätte sowieso alles keinen Zweck mehr, dann hilft gegen diese Hoffnungslosigkeit und dumpfe Verzweiflung die Blüte Gentian.

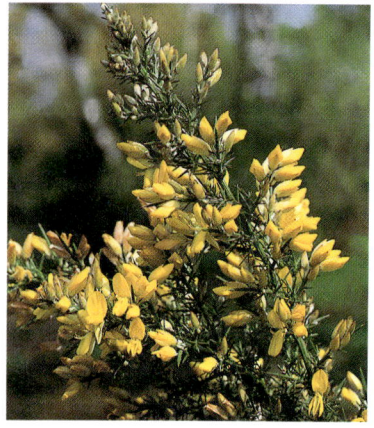

Gorse (Stechginster)

Die Blüte für Verzweifelte
Motto: »Ich werfe das Handtuch!«

Auch Gorse ist eine der »schwarzen« Blüten, die man Kindern gern ersparen würde: die Blüte gegen nackte, tiefe Verzweiflung und absolute Hoffnungslosigkeit. Doch in traumatischen Situationen wie der Tod der geliebten Großeltern, Scheidung der Eltern oder auch »nur«, wenn Ihr Kind in der Schule sitzengeblieben ist und sich aufgegeben hat – kurz, immer dann, wenn tröstende Worte nicht reichen, dann können Sie Ihrem Kind mit Gorse ein wenig Mut machen und neue Hoffnung erwecken.

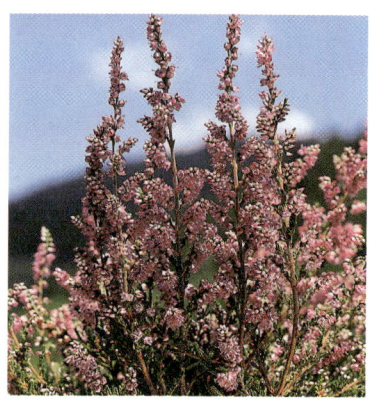

Heather (Heide)

Die Blüte für kleine Egomanen
Motto: »Niemand ist so bedeutend wie ich!«

Wenn Ihr Kind nahezu ununterbrochen redet – und fast immer über sich selbst –, wenn es seine Umwelt mit ebenso minutiösen wie langatmigen Beschreibungen seiner körperlichen Beschwerden nervt, wenn es fest davon überzeugt ist, daß nichts in der Welt so interessant ist wie es selbst und daß alle anderen danach brennen, es bewundern zu dürfen, wenn es sich ständig positiv mit anderen vergleicht: »Nicht wahr, Mama, ich bin viel ordentlicher als der Peter!«, wenn Sie verhindern wollen, daß Ihr Kind zum unbeliebten Egomanen wird – dann könnte Heather helfen.

Holly (Stechpalme)

Die Blüte für kleine Rüpel und Minirocker
Motto: »Ich komme immer zu kurz!«

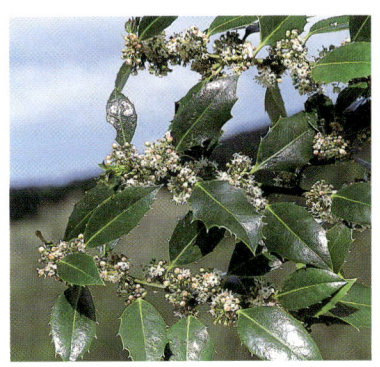

Holly ist die englische Bezeichnung für Stechpalme. In diesem Fall sticht das Selbstmitleid und führt zu ungemein üblem Verhalten gegenüber der Familie und anderen Zeitgenossen. Die Eltern eines Holly-Kindes sind über sein Verhalten aufs tiefste besorgt. Wenn das Kind ein Schläger aus Überzeugung ist, mit Genuß Schwächere vertrimmt, Tiere quält, sich diebisch freut, wenn ein anderes Kind bestraft wird, niemandem etwas gönnt, immer allen alles neidet, dann steckt mit Sicherheit ein Problem dahinter, das mit Holly allein nicht aus der Welt zu schaffen ist. Aber zumindest kann Holly dazu beitragen, das Kind ein wenig friedfertiger zu machen.

Honeysuckle (Geißblatt)

Die Blüte für Heulsusen
Motto: »Früher war alles viel schöner!«

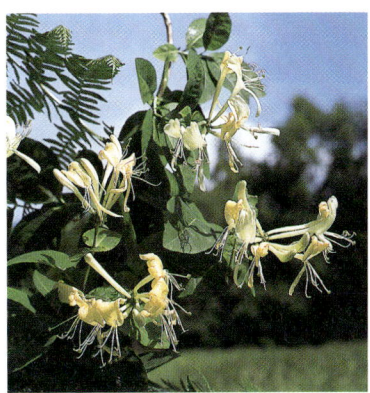

Honeysuckle hilft in akuten Krisensituationen, in denen ein Kind in nostalgischen Tränen zerfließt: nach einem Umzug, wenn es verreist ist und unter Heimweh leidet, wenn es neu im Internat ist, wenn die beste Freundin wegzieht und die Gedanken des Kindes ständig um den Verlust kreisen. Wenn nach der Scheidung der Vater nicht mehr zu Hause wohnt, wenn es jeden Morgen im Kindergarten in Tränen zerfließt und auch sonst allzu nah am Wasser gebaut hat, kann Honeysuckle ihm helfen, sich von der Vergangenheit zu lösen und der Gegenwart positive Seiten abzugewinnen.

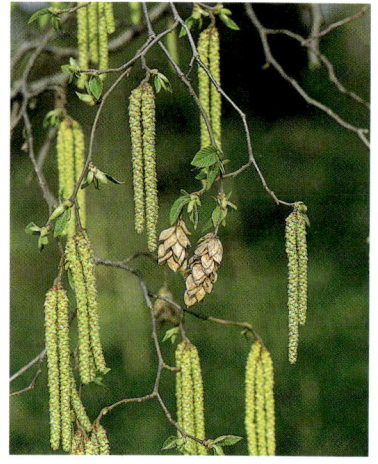

Hornbeam (Hainbuche)

Die Blüte für Schlaffis
Motto: »Nichts wie weg. Mir ist alles zuviel!«

Wenn Ihr Kind morgens grundsätzlich nicht aus dem Bett kommt, zehnmal geweckt werden muß und immer noch müde ist, wenn es wie ein Zombie durchs Haus schleicht. Schulaufgaben? Zu müde. Sport? Null Bock. Wenn es sich die Vorabendprogrammserien am Fließband reinzieht, zu nichts anderem mehr Lust hat und wenn keine keine erkennbaren körperlichen Probleme dahinter stehen und auch kein erkennbarer Schmerz, Liebeskummer, Freundinnenleid etc. – dann probieren Sie es doch mal mit Hornbeam.

Die Blütenessenz kann dazu verhelfen, dem Kind neuen Schwung zu vermitteln und das ach so öde Dasein zu meistern.

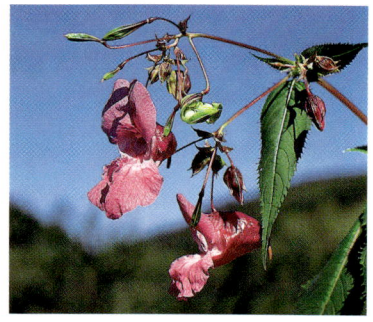

Impatiens (Springkraut)

Die Blüte für Hänschen Ungeduld
Motto: »Das geht mir alles viel zu langsam!«

Impatient heißt auf deutsch ungeduldig, und genau das sind die Impatiens-Kinder in manchmal unerträglichem Maße. Wenn Ihr Kind von klein auf im 5. Gang lebt, völlig rastlos, immer in

Fahrt und grundsätzlich ungeduldig ist, wenn es keine Zeit zum Schlafen oder zum Essen hat, keine Geduld für Schulaufgaben oder für ruhige Spiele und erst recht keine für jüngere Geschwister und Kinder, die seinem Tempo nicht gewachsen sind, wenn es sehr leicht hochfährt und der Verdacht, das Kind sei hyperaktiv von den verschiedensten Seiten vorsichtig ausgesprochen wird – versuchen Sie's doch zunächst mal mit Impatiens.

Die Blütenessenz kann es schaffen, ein wenig Ruhe in dieses Bündel ungebremste Energie zu bringen und seine Geduld für Aufgaben oder Spiele zu erhöhen.

Larch (Lerche)

Die Blüte für selbsternannte Nullen
Motto: »Ich bin doch nichts wert. Die anderen können alles viel besser.«

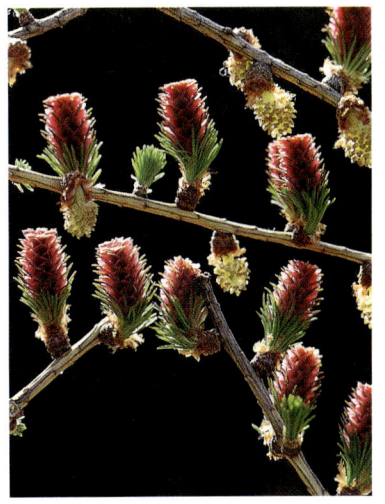

Larch ist für Kinder, die, so scheint es, mit einem Minderwertigkeitskomplex auf die Welt kommen und ihr Licht grundsätzlich unter den Scheffel stellen. Was anfangs noch als Schüchternheit erklärt wird, verschlimmert sich im Laufe der Jahre immer mehr. Larch-Kinder trauen sich rein gar nichts zu, sind damit zufrieden, unauffällig im Hintergrund zu stehen. Sie melden sich in der Schule nie, auch wenn sie die Antwort wissen, so daß sie von ihren Lehrern nicht selten für desinteressiert gehalten werden. Sie meiden alle Wettbewerbe und würden eher sterben als im Theaterstück eine Rolle zu übernehmen, weil sie Angst haben, sich zu blamieren.

Larch kann ihrem Kind helfen, mehr Selbstbewußtsein zu entwickeln, entschiedener aufzutreten und sich nicht mehr nur im Hintergrund zu halten.

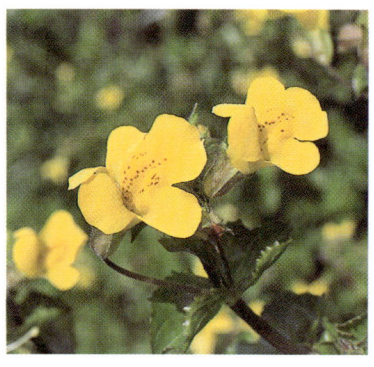

Mimulus (Gauklerblume)

Die Blüte für chronische Angsthasen
Motto: »Ich fürchte mich doch so!«

Mimulus hilft dann, wenn Ihr Kind vor allem Angst zu haben scheint: vor der Dunkelheit, vor den Monstern unterm Bett, vor dem Alleinbleiben, vor Wasser, Spielplatz, Gewitter, vor dem Zahnarzt, vor dem freundlichen Hund der Nachbarn, vor lauten Stimmen... Mimulus kann diese Ängste nicht nehmen, aber die Blüte kann Ihrem Kind helfen, mit seinen Ängsten besser umzugehen und tapferer zu werden.

Merken Sie sich die Regel: Gegen konkrete Ängste hilft Mimulus, gegen diffuse vage Ängste setzt man Aspen ein.

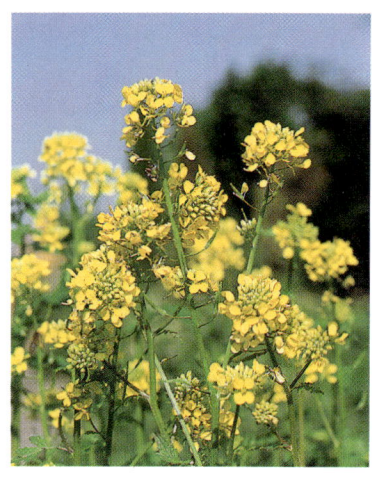

Mustard (Senf)

Die Blüte gegen den Weltschmerz
Motto: »Alles ist so trostlos...«

Kleinere Kinder sind zum Glück meist von der tiefen, grundlosen Depression verschont, die mit dem Mustard-Zustand verbunden ist: die Melancholie, die Hoffnungslosigkeit, die aus dem Nichts zu kommen scheinen und die Seele in ein dunkles Tuch hüllen. Aber viele Jugendliche kennen diesen Zustand – den Lebensüberdruß, das »Werther-Syndrom«.

Wenn Ihr Teenager in eine Periode der tiefen unüberwindlichen Traurigkeit versinkt und er oder sie die Ursache nicht kennt, wenn alle Lebensfreude abhanden gekommen scheint, dann könnte Mustard helfen, den schwarzen Schleier über dem Gemüt zu heben.

Oak (Eiche)

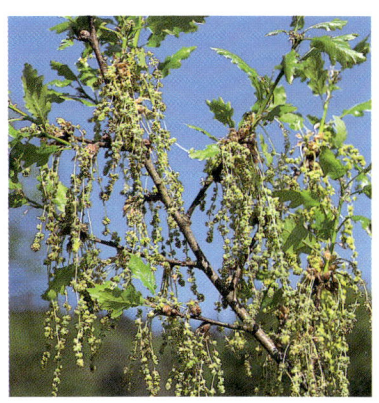

Die Blüte für chronische Selbstüberforderer
Motto: »Ich kann nicht mehr, aber ich schaff das schon irgendwie (und wenn ich dabei zugrunde gehe).«

Auch dies ist ein Zustand, der für Kinder glücklicherweise untypisch ist. Die Neigung, sich mit zusammengebissenen Zähnen ständig selbst zu überfordern, bis an die Grenzen zu gehen und darüber hinaus, ist eher bei Erwachsenen verbreitet (die das dann »Pflichtgefühl« nennen). Die meisten Kinder, die sich zuviel aufbürden, merken sehr schnell, daß sie sich übernommen haben und lassen dann – oft zum Ärger der Eltern – etliche Programmpunkte wieder fallen. Ade, teure Sportausrüstung, schade um das neue Klavier...

Nicht so die Oak-Kinder: Sie halten durch, auf Biegen oder Brechen. Wenn Sie den Eindruck haben, daß Ihr Kind sich mehr zumutet, als es verkraften kann, wenn es zwischen Ballettstunde, Tennis, Klavierunterricht, freiwilliger Hilfe im Krankenhaus und Griechisch und Spanisch in der Volkshochschule hin- und herhetzt und nicht zugeben will, daß es hoffnungslos überfordert ist, dann kann Oak helfen.

Die Blütenessenz trägt dazu bei, Ihr erschöpftes Kind zu der Einsicht zu bewegen, daß es seinen übervollen Terminplan freiwillig reduzieren und sich ein wenig Muße gönnen sollte.

Olive (Olive)

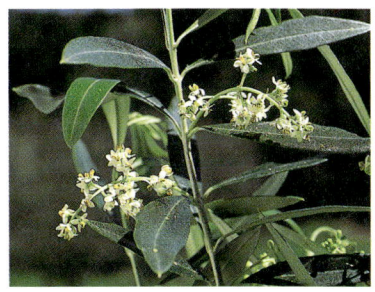

Die Blüte gegen Erschöpfung
Motto: »Mir wächst alles über den Kopf. Ich bin fix und fertig.«

Eher für ältere Kinder geeignet: Wenn Ihr Kind nach einer anstrengenden Tätigkeit völlig ausgelaugt ist, zu lange für die Prüfung lernt, zu wenig Schlaf bekommt, weil es jeden Abend Theaterprobe hat, zuviel trainiert für den großen Wettbewerb, dann sind Schlaf, Erholung und Ruhe sicher das beste Heilmittel. Aber manchmal ist das selbst bei Kindern nicht so ohne weiteres möglich. Dann kann Olive Ihrem Kind die Kraft geben, körperlich und seelisch durchzuhalten und so lange fit zu bleiben, bis die Durststrecke vorüber ist.

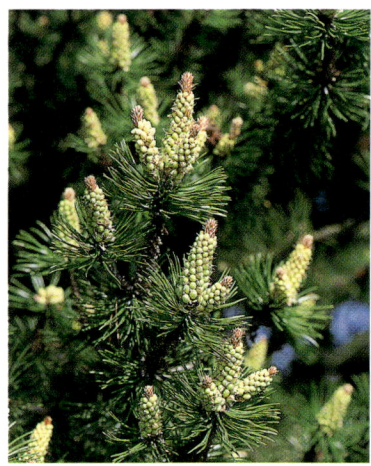

Pine (Kiefer)

Die Blüte gegen ein chronisch schlechtes Gewissen
Motto: »Alles ist meine Schuld!«

Die meisten Kinder neigen dazu, den Schwarzen Peter möglichst schnell jemandem anders zuzuschieben. Nicht so die Pine-Kinder. Die ziehen sich jeden Schuh an, besonders gern den, der ihnen absolut nicht paßt. Sie wollen nicht nur alles perfekt machen, sie fühlen sich auch für alles, was schief gegangen ist, schuldig. Sie übernehmen bereitwillig die Verantwortung für Fehler, die sie gar nicht verursacht haben, und leiden häufig unter dem Gefühl, daß sie nichts wert sind, wenn sie sich nicht ständig aufopfern. Der geringste Tadel macht sie fix und fertig.

Pine kann ihnen dazu verhelfen, selbstbewußter zu werden und sich ohne schlechtes Gewissen auch selbst mal einen Fehler zuzugestehen.

Red Chestnut (Rote Kastanie)

Die Blüte für chronische Sorgenmacher
Motto: »Ich hab so Angst, euch passiert was!«

Die ständige Angst, den Lieben könnte etwas passieren, ist eigentlich eher bei Müttern verbreitet als bei Kindern. Aber manchmal leiden auch Kinder unter der tiefen Sorge, daß den Eltern, Geschwistern, Großeltern etwas zustoßen könnte – ohne daß dazu ein akuter Anlaß bestünde.

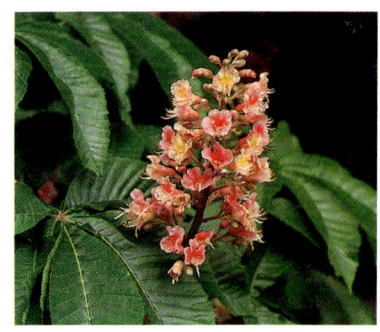

Das führt dann etwa dazu, daß sie ein riesiges Theater machen, wenn die Eltern mal ins Kino gehen – sie sind insgeheim überzeugt, daß ihnen etwas Schreckliches geschehen wird. Wenn Mama Schnupfen hat, fürchten sie, daß sie daran sterben könnte, und wenn der Vater mal nicht pünktlich nach Hause kommt, drehen sie fast durch, weil sie Angst haben, daß er verunglückt sein könnte.

Red Chestnut kann dazu beitragen, diese Ängste zu mindern und mehr Selbstsicherheit und Vertrauen zu gewinnen.

Rock Rose (Gelbes Sonnenröschen)

Die Blüte gegen Panik
Motto: »Hilfe!!!«

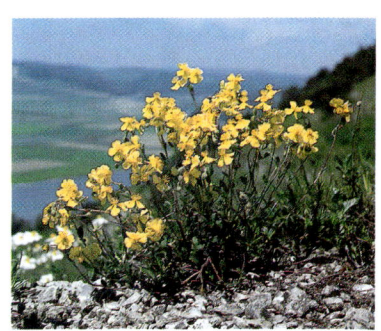

Der Zustand, in dem das Kind sich befindet – nackte Panik, blanker Horror – ist für die schockierten Eltern meist ersichtlich, nicht aber der Grund dafür: Ein entsetzlicher Alptraum, die Angst, daß ein Wolf unterm Bett sitzt, ein imaginäres Monster, ein furchtbares Gewitter mit Donner und Blitz, der Schrei einer Eule oder das Heulen eines Hundes in der Nacht können in einem Kind das blanke Entsetzen auslösen, eine tiefe grauenhafte Urangst.

Wenn Ihr Kind zu solchem Verhalten (entsetzliche Schreie, bitterliches hysterisches Schluchzen, Herzklopfen) neigt, kann Rock Rose ihm dazu verhelfen, diese panische Angst zu verlieren.

Rock Water (Quellwasser)

Das Mittel für allzu angepaßte Musterkinder
Motto: »Ich hätte das noch viel besser machen können!«

Was es bedeutet, ein Musterkind in der Familie zu haben, können sich die meisten Eltern nicht recht vorstellen, erst recht nicht, daß das ein Problem sein könnte. Aber wer ein solches Kind hat, weiß, daß das Leben mit einem kleinen Familienmitglied, das stets nach Perfektionismus strebt, alles andere als ein Zuckerschlecken ist. Ein Kind, das ständig die Nummer eins sein will, das verzweifelt, wenn es mal nicht die beste Note bekommen hat, das zusammenbricht, weil es vom Lieblingslehrer getadelt wurde, untröstlich ist, weil es ein Spielzeug zerbrochen hat, sich in Selbstvorwürfen wälzt, kann die Familie und sich selbst an den Rand der Verzweiflung treiben.

Rock Water kann ihrem Kind dazu verhelfen, sich selbst gegenüber großmütiger zu sein, und ihm das Gefühl verleihen, daß es auch dann liebenswert ist, wenn es nicht perfekt ist.

Beachten Sie

Rock Water ist keine Blütenessenz, sondern es handelt sich um präpariertes Wasser aus einer heilkräftigen Felsenquelle.

Scleranthus (Einjähriger Knäuel)

Die Blüte für Zauderer und Sprunghafte
Motto: »Ich weiß nicht, was ich will, was soll ich nur machen?«

Wenn Ihr Kind immer Schwierigkeiten hat, sich zu entscheiden, wenn es launisch, heute himmelhochjauchzend, morgen zu Tode betrübt ist, heute hü und morgen hott will, und das mit schöner Regelmäßigkeit, wenn es unkonzentriert und sprunghaft, zerfahren und flatterhaft ist, ständig zwischen zwei »besten Freundinnen (oder später zwei Liebespartnern) schwankt, sich beim Bäcker nicht entscheiden kann, ob Brezen oder Semmeln, wenn es heute Lokführer werden will und morgen Zahnarzt – kurz, wenn es sich in seiner Unentschiedenheit ständig verzettelt und dadurch immer wieder in Schwierigkeiten kommt, dann hilft ihm Scleranthus, die eigene Mitte zu finden und ins innere Gleichgewicht zu kommen.

Star of Bethlehem (Doldiger Milchstern)

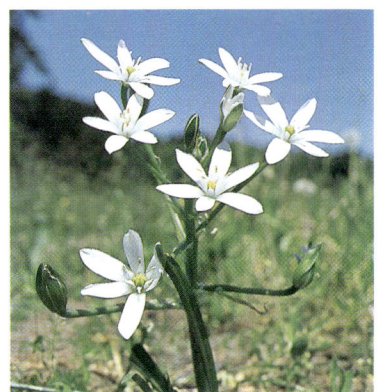

Die Blüte gegen tiefes Herzeleid
Motto: »Das kann ich nicht ertragen. Niemand kann mich trösten.«

Wenn eine tragische Situation eingetreten ist, die wir unseren Kindern so gern ersparen würden: der Tod eines geliebten Menschen, ein schwerer Unfall, der Verrat eines lieben Freundes, eine tiefe Niederlage, über die das Kind nicht hinwegkommt, wenn es untröstlich ist und vor Kummer gelähmt, dann kann Star of Bethlehem ihm helfen, den tiefen Schock zu überwinden und wieder ins Gleichgewicht zu kommen.

Sweet Chestnut (Eßkastanie)

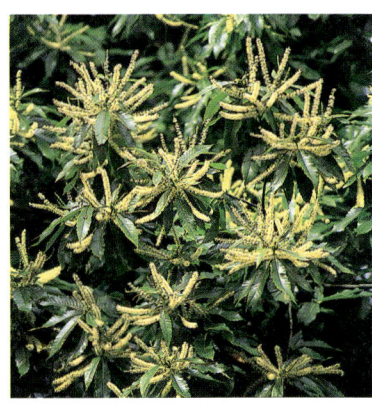

Die Blüte gegen ein gebrochenes Herz
Motto: »Schlimmer kann es nicht kommen. Mehr kann ein Mensch nicht ertragen.«

Noch eine Blütenessenz gegen nachttiefe Verzweiflung. Sie wirkt ähnlich wie Star of Bethlehem, wird aber eher bei akuten Fällen eingesetzt.

Vervain (Eisenkraut)

Die Blüte für missionarische Eiferer
Motto: »Komm auf die Barrikaden, laß uns die Welt verändern!«

Es ist im Grunde absolut nichts dagegen einzuwenden, wenn sich jemand für eine Idee begeistert, für einen Freund auf die Barrikaden geht oder sich mit missionarischem Eifer für etwas einsetzt. Ob Tierschutz, eine Ungerechtigkeit des Lehrers, die Organisation einer Demo – Ihr Kind ist immer in der vordersten Reihe. Daß es sich dabei gern übernimmt, liegt natürlich auf der Hand. Und daß es Sie mit seinem immerwährenden Enthusiasmus gelegentlich nervt, ist auch in Ordnung. Solche Eigenschaften sollen Sie Ihrem Kind um Gotteswillen nicht abgewöhnen.

Aber wenn es sich häufig übernimmt, zu missionarisch-übereifrig ist, so daß es sich überall nur Feinde macht, wenn es vor lauter »Aufgaben« unkonzentriert, fahrig und besserwisserisch ist, kann Vervain ihm dazu verhelfen, wieder auf den Teppich zu kommen.

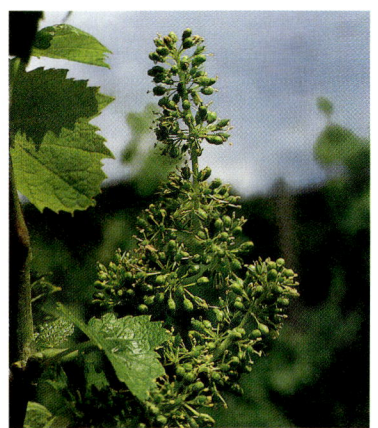

Vine (Weinrebe)

Die Blüte für Minidespoten
Motto: »Völlig klar: Hier bestimme ich!«

Der kleine Haustyrann, der Schrecken der Familie: Bereits in der Trotzphase läßt das Kind keinen Zweifel daran, wer seiner Meinung nach der Herr im Hause ist. Es ist der Rebell im Kindergarten, der Aufrührer in der Schule, das Kind, das sich nichts gefallen läßt und ein »Nein« niemals akzeptieren kann. Vine-Kinder kämpfen mit Fäusten und Worten für ihre Meinung und sind unerschütterlich davon überzeugt, daß sie immer recht haben. Sie gehen für ihre Überzeugung notfalls über Leichen und verbreiten ringsum Angst und Schrecken. Für ihre geplagten Eltern sind Vine-Kinder eine echte Herausforderung. Sicher brauchen diejenigen, die ein solches Kind haben, die Hillfe verschiedener Instanzen, um die geballte oft negative Führerenergie in geregelte Bahnen zu lenken. Aber auch Vine kann dazu beitragen, dem Kind klarzumachen, daß die von ihm bevorzugte Holzhammermethode ihm auf die Dauer nur Feinde macht.

Walnut (Walnuß)

Die Blüte für einen guten Neubeginn
Motto: »Wie soll ich das wohl schaffen?«

Diese Blütenessenz paßt für jedes Kind, während der gesamten Kindheit, möglicherweise sogar fürs ganze Leben. Wann immer eine neue Lebensphase beginnt: der erste Zahn, der erste Schritt, der Eintritt in die Kinderkrippe, in den Kindergarten, der erste Schultag, der Beginn der Pubertät – jedesmal, wenn ein Kind Vertrautes aufgeben muß, ist nicht nur Vorfreude im Spiel, sondern auch Unsicherheit: Schaffe ich das?

Walnut trägt dazu bei, den Übergang auf körperlichem wie auf seelischem Gebiet leichter zu machen.

Water Violet (Sumpfwasserfeder)

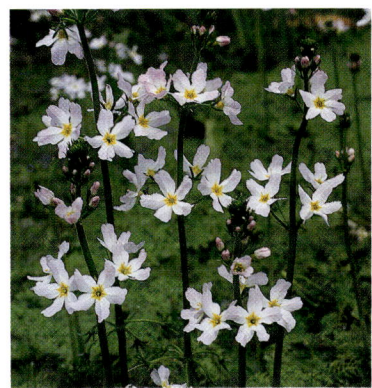

Die Blüte für Eigenbrödler und Hagestolze
Motto: »Laßt mir doch meine Ruhe!«

Water-Violet-Kinder sind im Grunde pflegeleicht: angenehm, gefällig, höflich, man muß sie nicht beschäftigen, sie sind gern mit sich selbst allein. Wäre da nicht das für Eltern unangenehme Gefühl, Sie kommen an ihr eigenes Kind nicht heran. Dazu die Sorge: Ist das Kind vielleicht kontaktarm? Traut es sich nicht, auf andere Menschen zuzugehen? Leidet es möglicherweise unter der selbstgewählten Isolation? Und könnte die Lehrerin gar meinen, das Kind wäre arrogant?

Water Violet erreicht zweierlei: Dem Kind verhilft es dazu, etwas offener auf andere Menschen zuzugehen. Und den Eltern hilft es zu akzeptieren, daß ihr Kind eine gewisse Distanz braucht und daß sie es lieben können, ohne es voll und ganz zu verstehen.

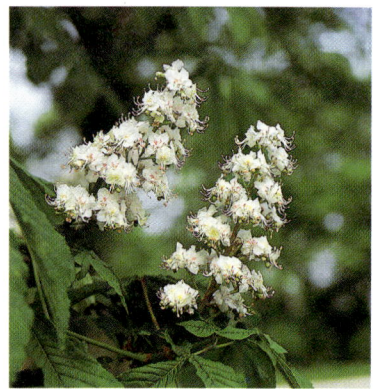

White Chestnut (Roßkastanie)

Die Blüte gegen Zwangsvorstellungen und Gedanken, die sich im Kreis drehen.
Motto: »Wenn ich nur damals..., wie soll ich das nur schaffen?«

Wenn Kinder nicht einschlafen können oder sich nicht konzentrieren, weil die Gedanken Karussel fahren: Der Gedanke an die morgige Französischarbeit, an den Freund, der Schluß machen will, an die nicht gemachten Hausaufgaben, an den blauen Brief. Daran, daß sie zum Direktor muß oder zum Zahnarzt oder ins Krankenhaus...

Die Blütenessenz der Roßkastanie sorgt dafür, daß Ruhe in den Kopf und Frieden in die Seele einziehen kann und Ihr Kind dem bevorstehenden Ereignis gelassen entgegensieht.

Wild Oat (Waldtrespe)

Die Blüte gegen Richtungslosigkeit
Motto: »Keine Ahnung, wie es weitergehen soll...«

Dies ist eine Blütenessenz, die kleine Kinder in der Regel nicht benötigen. Schließlich sind wir Eltern dazu da, um unseren

Kindern in einer solchen Situation zur Seite zu stehen und Entscheidungshilfe zu leisten. Erst wenn es darum geht, einen Beruf zu ergreifen, oder darum, womöglich noch länger zur Schule zu gehen, eine schwierige Beziehung fortzusetzen oder zu beenden, wenn man das Gefühl hat, das Kind »schwimmt«, aber es ist wichtig, daß es diese Entscheidung selbst trifft, dann kann White Oat dazu verhelfen, ein wenig Klarheit ins Konzept zu bringen.

Wild Rose (Heckenrose)

Die Blüte gegen das Null-Bock-Gefühl
Motto: »Am besten tu ich gar nichts. Es hat sowieso alles keinen Zweck!«

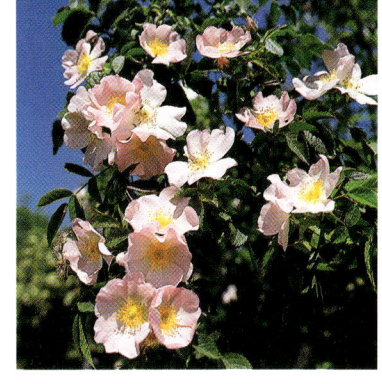

Wenn sich ein Kind von klein auf kampflos die Butter vom Brot nehmen läßt, an nichts Freude zu haben scheint, sich für nichts begeistert, keine Freunde hat, keinen Ehrgeiz und keine Interessen, wenn es bereits als Null-Bock-Kind auf die Welt gekommen zu sein scheint, können Sie sich und Ihrem apathischen Kind endlose Monologe und Ermahnungen ersparen, indem Sie ihm die Blütenessenz der Heckenrose verabreichen. Sie kann dazu beitragen, in Ihrem apathischen Kind Lebensfreude und (gemäßigten) Schwung zu erwecken.

Willow (Weide)

Die Blüte gegen das »Immer-ich«-Gefühl
Motto: »Die ganze Welt ist gegen mich!«

Selbstmitleid ist in der Kindheit weit verbreitet, und das Gefühl, übermächtigen Menschen hilflos ausgeliefert zu sein, besteht ja auch nicht ganz zu unrecht. Aber wenn das Kind

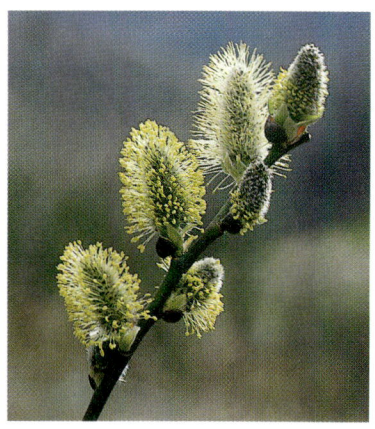

immer nur das Opferlamm spielt und stets die anderen die Schuld tragen, dann ist das nicht mehr normal. Damit das Kind einerseits lernt, Verbote zu akzeptieren, und andererseits, sich mit seinen Vorstellungen durchzusetzen, braucht es Schützenhilfe. Wenn die Eltern immer die Bösen sind, die Lehrer ausnahmslos ungerecht, die anderen Kinder grundsätzlich doof und sogar der Wellensittich »gemein zu mir ist« – dann kann Willow dazu verhelfen, die Verbitterung in der Seele des Kindes zu lösen und es die Erfahrung zu lehren, daß jeder seines Glückes Schmied ist.

Rescue (Notfalltropfen)

Die Blütenmischung für alle Fälle
Motto: »Immer parat haben!«

Rescue ist die bekannteste und meistverkaufte Bachblüte. Es handelt sich um eine von *Edward Bach* entwickelte Kombination aus 5 Essenzen, die sich millionenfach bewährt hat und immer dann einzusetzen ist, wenn's brennt: Bei Schock, Alarm, Gefahr, vor Prüfungen, nach kleinen oder größeren Unfällen, als Lebensretter, Seelentröster, als erste Hilfe, bis die echte Hilfe eintrifft – in Form des Hausarztes, des Sanitäters oder der Mama.

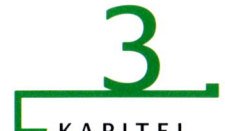

Praktische Tips für den Umgang mit Bach-Blüten

Wie findet man die richtige Blütenmischung?

Da gibt es verschiedene Möglichkeiten. Die einfachste: Sie gehen mit Ihrem Kind zu einem Arzt oder Heilpraktiker, der mit den Blütenessenzen arbeitet, und lassen sich beraten. Wahrscheinlich wird er versuchen, in einem langen Gespräch den Ursachen des Problems auf die Spur zu kommen, und dann mit Hilfe eines Fragebogens oder einer Checkliste die richtige Mischung zusammenstellen.

Manchmal wird er auch Methoden anwenden, die Sie zutiefst verblüffen, z.B. Pendeln, einen kinesiologischen Muskeltest oder die Anmutung anhand von Blütenkarten. Das darf Sie aber nicht verwundern.

Beachten Sie

> Bach-Blüten sind kein medizinisches Mittel, sondern Essenzen mit Energien, deren Wirkung von *Edward Bach* allein über die Intuition festgestellt wurde.
> Daher liegt es nahe, daß bei der Auswahl die Intuition ebenfalls eine große Rolle spielt.

Sie können natürlich auch ein Bach-Blüten-Seminar besuchen und dort die richtige Auswahl lernen. Aber wer so tief einsteigt, muß erst einmal von der Wirkung der Blüten überzeugt sein, und das setzt voraus, daß Sie die Essenzen schon einige Male erfolgreich angewendet haben.

Sicher wäre es am vernünftigsten, sich hinzusetzen und die Bach-Blüten und ihre Anwendung zu pauken wie Vokabeln. *Edward Bach* hielt das übrigens auch für die beste Möglichkeit. Er hat sogar Gesellschaftsspiele erfunden, bei denen man gemeinsam überlegt, welcher Typ dieser oder jener Mensch sein könnte, zum Beispiel:

- Der wütende Chef: Heather
- Die ängstliche Nachbarin, die sich nicht mal im Dunkeln vors Haus traut: Mimulus

Und wenn man erst einmal weiß, was die Ursache des seelischen Tiefs ist, dann ist es nach *Edward Bach* kinderleicht, die richtige Blüte auszuwählen.

Aber *Edward Bach* war natürlich in hohem Grade sensitiv, und wer von uns hat schon seine angeborene Intuition? Für normal Sterbliche ist es nicht ganz leicht, sich die Blüten und ihre Anwendungsgebiete einzuprägen. Ich kenne eine ganze Reihe hervorragender Bach-Blüten-Therapeuten, die auch nur die hauptsächlichen Mittel im Kopf haben und bei den anderen nachschlagen müssen.

Also gehen Sie es praktisch an: Sie kennen Ihr Kind, seine Probleme, seine Schwächen und oft auch die Ursachen. Es gibt gar nicht so viele Blüten, die Kinder brauchen, jedenfalls nicht im Normalfall.

Tip

- Lesen Sie sich die Kurzbeschreibung der Blüten und das jeweilige Problem durch.
- Denken Sie über die Ursachen nach – dann werden Sie ganz von selbst auf die richtigen Blüten kommen.

Oder noch besser:

- Verwenden Sie als Hilfe das Krisen-ABC (siehe Seite 52 ff.) und wählen Sie danach die entsprechenden Bach-Blüten aus.

Tip

— Falls Sie die gesamte Blüten-Palette besitzen, lassen Sie Ihr Kind mit der Hand darüber fahren und sich, ohne hinzuschauen, drei Fläschchen aussuchen. Sie werden verblüfft feststellen, daß es meist genau die Blüten sind, die Sie mit dem Kopf (oder mit Hilfe des Krisen-ABCs) auch ausgesucht hätten.

Wo bekommt man die Blüten?

Wenn es nach *Edward Bach* gegangen wäre, dann bräuchten Sie nur in die nächste Drogerie, Kräuterhandlung oder ins Reformhaus zu gehen und würden dort für ein paar Mark jede gewünschte Bach-Blüte bekommen. Seine Maxime war nämlich: »Heile dich selbst«, und zwar so unkompliziert wie möglich. Seine Blüten sollten zu einem echten Heilmittel werden, das jedem, der es braucht, das Leben freier und schöner macht.

In England ist das – mit kleinen Einschränkungen – auch möglich. Jeder Drugstore verkauft Ihnen die Blüten-Konzentrate (»Stock Bottles«) zu einem sehr maßvollen Preis und mit einer verständlichen Gebrauchsanweisung.

In Deutschland ist das leider nicht so einfach. Da gelten die Bach-Blüten offiziell als Arzneimittel. Das bedeutet:
1. Sie sind nur in Apotheken erhältlich.
2. Sie sind – im Vergleich zu England – um ein Vielfaches teurer. Eine Stock Bottle mit 10 Milliliter zum Weiterverdünnen (siehe Seite 46) kostet etwa 26,00 DM.

In Deutschland gelten Bach-Blüten als Arzneimittel.

Sie können sich vom Apotheker aber auch gleich eine sogenannte Einnahmeflasche herstellen lassen. Das lohnt sich vor allem dann, wenn Sie mehr als eine Blüte brauchen. 50 Milliliter kosten dann ca. 17,00 DM. Wenn Sie die Blüten häufig verwenden, lohnt es sich dagegen, die Stock Bottles zu kaufen und die Mischungen selbst herzustellen.

Tip

> Wenn Sie die Möglichkeit haben, lassen Sie sich die Essenzen in England beschaffen. Der komplette Satz (38 Essenzen plus Notfalltropfen) kostet dort ca. 65 britische Pfund und ist unbegrenzt haltbar.

Wie werden die Blütenessenzen verabreicht?

Im Gegensatz zu vielen anderen Heilmitteln ist es sozusagen kinderleicht, Kinder mit Bach-Blüten zu behandeln. Einmal, weil sie nicht nach Medizin schmecken, sondern im Grunde nach gar nichts. Zweitens, weil die Kinder oft selbst spüren, wie gut ihnen die »Zaubertropfen« tun, und sie deshalb gern einnehmen. Wenn – auch das kommt vor – Kinder sich trotzdem gegen die Behandlung sträuben, gibt es andere Methoden, die genau so wirkungsvoll sind. Dies sind die klassischen Möglichkeiten:

Stock Bottle

Manchmal, besonders in akuten Fällen oder wenn's brennt, werden die Bach-Blüten direkt aus der Flasche verwendet:

- Geben Sie 1 bis 2 Tropfen aus der Stock Bottle in ein Glas Wasser oder Saft.
- Lassen Sie es Ihr Kind schluckweise im Abstand von 5 bis 10 Minuten trinken.

Die Stock Bottle enthält minimale Mengen von Alkohol.

Wenn die Mischung sehr schnell wirkt, können Sie die Abstände der Einnahme auch langsam vergrößern. Da die Stock Bottle zum Konservieren Alkohol enthält, haben viele Eltern Bedenken, daß sie damit Ihrem Kind schaden könnten, auch wenn es nur um minimale Alkoholmengen handelt.

Die klassische Methode zur Behandlung ist deshalb die Zubereitung einer sogenannten **Einnahmeflasche**. Das ist genau so wirkungsvoll, viel preiswerter, und die ohnehin minimale Alkohol-

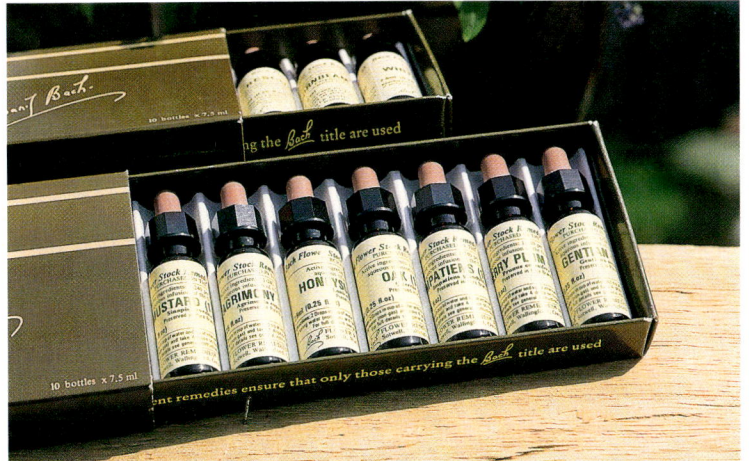

In Fläschchen aus braunem Glas sind die Blütenessenzen sehr lang haltbar.

menge wird dabei noch erheblich reduziert. Einnahmeflaschen sind besonders dann ideal, wenn man mehrere »Symptome« zugleich behandeln möchte. Diese Blütenmischung aus der Einnahmeflasche kann auf verschiedene Weise verwendet werden:

Einnahmeflasche

Wenn's brennt oder Sie die begründete Hoffnung haben, daß das Problem nur vorübergehender Natur ist, hat sich die folgende Methode bewährt, weil sie am unkompliziertesten ist:

Die Einnahmeflasche ist ideal, um mehrere Symptome gleichzeitig zu behandeln.

- Besorgen Sie sich in der Apotheke ein (oder auch gleich mehrere) Einnahmefläschchen à 30 Milliliter.
- Geben Sie von jeder Essenz, die Sie verwenden möchten, zwei Tropfen aus der Stock Bottle hinein.
- Nehmen Sie aber möglichst nicht mehr als maximal sechs verschiedene Essenzen, sonst verwässert sich der Effekt.
- Dann füllen Sie die Flasche zu drei Vierteln mit stillem Mineralwasser und zu einem Viertel mit ca. 40%igem Alkohol auf und schrauben den Verschluß fest zu.
- Aus dem so zubereiteten stark verdünnten Mittel in dem Einnahmefläschchen nimmt man normalerweise viermal täglich 4 (oder zweimal täglich 8) Tropfen in einem Glas mit Wasser (Saft, Milch oder Kakao) ein.

Wenn Sie nicht möchten, daß Ihr Kind mit Alkohol in Berührung kommt (obgleich die Menge wirklich minimal ist), können Sie die Blütenmischung auch mit Obstessig haltbar machen. Dann ist es aber angeraten, kleinere Mengen herzustellen:

Obstessig statt Alkohol

- Verwenden Sie eine leere, gründlich gereinigte 10-ml-Stock-Bottle.
- Geben Sie von jeder Essenz, die Sie verwenden möchten, zwei Tropfen aus der Stock Bottle hinein.
- Füllen Sie das Fläschchen zu drei Vierteln mit stillem Mineralwasser und zu einem Viertel mit Obstessig auf.
- Diese Mischung hält ungefähr vier Wochen. Notfalls können Sie auch auf den Obstessig verzichten und nur Mineralwasser nehmen. Dann sollten Sie die Mischung aber nicht länger als eine Woche verwenden.

Blüten-Bad

Viele Bach-Blüten-Fans schwören auf ein Bach-Blüten-Vollbad. Sie versichern, daß ein heißes Bad die Probleme und negativen Gefühle herausschwemmt. Die Energien dringen aus den Blüten von außen nach innen in den Körper und vermitteln ihm – zusammen mit dem Gefühl von Wärme und Geborgenheit – die heilende Wirkung der Essenzen.

So bereiten Sie ein Blüten-Bad

- Geben Sie in eine volle Badewanne 2 bis 3 Tropfen aus der Stock Bottle oder 6 bis 8 Tropfen aus der Einnahmeflasche.
- Vermischen Sie Wasser und Blüten mit den Händen.
- Baden Sie Ihr Kind darin möglichst zweimal täglich.

Blüten-Massage

Eine Massage mit einer Bach-Blüten-Lotion wirkt heilend auf das Energiefeld des Körpers und löst Blockaden. Außerdem kommt die Behandlung Ihnen beiden zugute, da Sie beim Massieren die heilenden Energien ebenfalls über die Haut aufnehmen.

- Geben Sie 4 Tropfen der Bach-Blüten-Mischung in 20 bis 30 ml Jojoba- oder Sesamöl oder eine neutrale Hautlotion.

- Reiben Sie damit ein- bis zweimal täglich sanft die Fontanelle Ihres Kindes, die Handgelenke, das Bäuchlein – genauer den Solarplexus (das sogenannte Sonnengeflecht in der Magengegend) – oder den Nacken, die Schultern und die Oberarme ein. An diesen Punkten kann der Körper die Energie besonders gut aufnehmen.

> Bei ganz kleinen Kindern reicht es oft schon, wenn Sie ihnen die Stockbottle ins Bettchen legen, damit die heilenden Energien die Blockaden lösen können.

Tip

Stellvertretend einnehmen

Diese Methode ist vor allem für stillende Mütter geeignet. Die Babys bekommen die Blüten dann über die Muttermilch. Sie hilft aber auch, wenn bei größeren Kindern chronische Krankheiten wie Neurodermitis oder Asthma die ganze Familie in Trab halten oder wenn unausgesprochene Spannungen bestehen. Dann kann es sehr gut sein, daß ein sensibles Kind solche Spannungen spürt und die Konflikte zwischen den Eltern auf sich nimmt. Es gibt zahllose Fälle, in denen sich wohlmeinende Eltern unendliche Sorgen über ihr Kind machen und nicht ahnen, daß sie selbst die Auslöser für sein auffälliges Verhalten sind. In solchen Situationen ist es ideal, wenn die ganze Familie die gleichen Bach-Blüten einnimmt. Aber es hilft oft auch schon, wenn nur die Mutter sie nimmt – und die Symptome bei dem Kind verschwinden wie durch Zauberei.

Stillende Mütter können die Bach-Blüten stellvertretend für ihr Kind einnehmen.

Wie lange sollte man die Blütenessenzen verabreichen?

Das kommt ganz drauf an. Es gibt keine vorgeschriebene Einnahmedauer, sondern nur Erfahrungswerte. Die Wirkung kann sofort eintreten, aber es kann auch einige Tage dauern. Grundsätzlich wirken Bach-Blüten bei Kindern sehr viel schneller als bei Erwachsenen, und zwar nicht zuletzt deshalb, weil sie sie einnehmen, ohne sich groß darüber Gedanken zu machen. Aber auch wenn die Wirkung sofort eintritt, sollten Sie die Einnahme der Blütenmischung drei bis vier Wochen lang fortsetzen, die Form der Anwendung – ob als Tropfen oder als Bad – kann dabei variieren. Grundsätzlich sollten Sie auch hier Ihrer Intuition folgen: Wenn Sie anfangen, die Tropfen zu vergessen, oder das Kind sich weigert, ist eine gute Zeit aufzuhören.

Was tun, wenn keine Wirkung eintritt?

Da gibt es verschiedene Möglichkeiten:
- Sie haben die falschen Tropfen. Versuchen Sie eine neue Mischung oder lassen Sie sich von einem Spezialisten beraten.
- Die Tropfen stimmen, aber das Problem betrifft nicht Ihr Kind, sondern Sie – Sie selbst sollten die Tropfen nehmen.
- Sie haben übersteigerte Erwartungen. Bach-Blüten wirken sehr subtil, nicht so, daß man auf der Stelle das große Aha-Erlebnis hat. Wunder dauern auch bei Dr. Bach etwas länger.

Vorsicht, wenn die Tropfen zu gut wirken

Auch wenn die Wirkung verblüffender ist, als Sie sich das träumen ließen, und Sie ganz begeistert sind: Hüten Sie sich davor, die Blütenessenzen künftig ständig als Allheilmittel gegen jedes Problem einzusetzen. Erstens werden Sie Ihrem Kind sehr bald auf die Nerven gehen, wenn Sie dauernd mit dem Fläschchen hinter ihm her sind. Zweitens sind Bach-Blüten, auch wenn sie völlig unschädlich sind, kein Dauerproblemlöser, keine Krücke für erziehungsunlustige Eltern. Sie sind als hochwirksames Mittel für Krisen konzipiert, und das sollten sie auch bleiben.

Rescue – Tropfen und Salbe für alle Notfälle

Rescue – die **Notfalltropfen** – werden von allen Bach-Blüten am häufigsten verwendet. *Edward Bach* konzipierte die Mischung in den frühen dreißiger Jahren als Krisenmedizin. Erstmalig gab er sie einem jungen Fischer, der nach einem Schiffbruch fast leblos an Land gespült wurde. *Edward Bach* benetzte seine Lippen und seine Handgelenke mit ein paar Tropfen Rescue, woraufhin sich der bis dahin bewußtlose junge Mann aufrecht hingesetzt und um eine Zigarette gebeten haben soll.

Rescue besteht aus fünf Essenzen:
- Star of Bethlehem (gegen Schock)
- Rock Rose (gegen große Angst und Panik)
- Impatiens (gegen körperliche und seelische Hochspannung)
- Cherry Plum (gegen unkontrollierbare Gefühlsausbrüche)
- Clematis (gegen das Gefühl völliger Geistesabwesenheit, das häufig einer Ohnmacht vorausgeht)

Zusammensetzung

Besonders hilfreich sind Rescue-Tropfen bei Schock, Trauma und in sonstigen kritischen Situationen, wie zum Beispiel Angst vor dem Zahnarzt, Angst vor medizinischen Untersuchungen und Eingriffen, Lampenfieber, Flugangst, Verletzungen, Unfälle oder Trennungen. Äußerlich können sie bei leichten Verbrennungen als Wickel oder Kompresse eingesetzt werden.

In Notfällen werden 2 Tropfen unverdünnt direkt auf die Zunge, die Lippen oder das Zahnfleisch gegeben. In weniger dringenden Fällen empfiehlt es sich, 4 Tropfen aus der Vorratsflasche mit einem Glas Wasser zu vermischen und in kleinen Schlucken zu trinken.

Dosierung und Anwendung

Außer den Notfalltropfen gibt es noch eine Salbe für äußere Verletzungen, die zusätzlich zu den fünf Blütenessenzen noch Crab Apple enthält. Viele schwören, daß es nichts Besseres gegen leichte Verbrennungen, Verstauchungen, Schnittwunden, Sonnenbrand und Entzündungen gibt.

Vorsicht

Streichen Sie die Rescue-Salbe niemals auf eine offene Wunde!

Das kleine Krisen-ABC – wo Bach-Blüten Wunder wirken

Und nun geht's zur Sache. Im zweiten Teil des Buches erfahren Sie ganz konkret, wie Sie sich und Ihrem Kind mit Hilfe der Bach-Blüten künftig das Leben erleichtern können. In alphabetischer Reihenfolge, von »Ablenkbarkeit« bis »Zahnarztbesuch«, sind die häufigsten Probleme im Alltag mit Kindern aufgelistet – und wie man sie lösen kann.

Es wurde bewußt darauf verzichtet, die Stichwörter bestimmten Kategorien zuzuordnen, wie etwa »Babyalter«, »Krankheit«, »Erziehungsprobleme«, »Charakterschwächen« oder »Schulschwierigkeiten«. Wer ein Problem hat, braucht rasche Hilfe und möchte sich nicht erst darüber Gedanken machen, zu welchem Oberbegriff es wohl am ehesten passen könnte. Zu jedem Stichwort gibt es eine Erklärung über mögliche Ursachen und, soweit in der Kürze machbar, einen praktischen erzieherischen oder medizinischen Ratschlag.

Der Schwerpunkt liegt jedoch auf der Auswahl von Bach-Blüten, die für dieses Problem in Frage kommen könnten. Die Vorschläge, die hier gemacht werden, beruhen auf jahrzehntelangen Erfahrungen in der Behandlung von Kindern und haben sich in hunderttausenden von Fällen als hilfreich erwiesen. Das bedeutet nun jedoch nicht, daß die hier aufgeführten Ursachen der seelischen Verstimmung die einzig möglichen und die empfohlenen Blüten die einzig richtigen sind. Es wäre schön, wenn die menschliche Seele so leicht zu durchschauen und zu kurieren wäre! Wenn Sie mit der vorgeschlagenen Blütenmischung Erfolg haben (und die Chancen sind gut!) – wunderbar. Wenn nicht, müssen Sie weiterforschen. Dann sind die »klassischen« Ursachen in unserem kleinen Bach-Blüten-Lexikon zumindest eine Anregung, die Ihnen helfen soll, auf dieser Schiene weiterzusuchen und fündig zu werden. Denn die Tatsache, daß Sie sich so intensiv – und so konstruktiv – mit den seelischen Ursachen für das Verhalten oder die Art der Erkrankung Ihres Kindes auseinandersetzen, führt fast zwangsläufig dazu, daß Sie Ihr Kind immer besser verstehen lernen. Manchmal reicht das allein schon aus, damit sich ein Problem buchstäblich in Luft auflöst. Aber in der Regel sind es dann doch die eingenommenen Essenzen, die Hilfe bringen – und das oft schneller, als sich verzweifelte Mütter und Väter träumen ließen.

Grenzen der Bach-Blüten-Therapie

Natürlich hat auch die Bach-Blüten-Therapie, wie jede Form der Selbstbehandlung, ihre Schwächen und ihre Grenzen. Eine besonders große potentielle Schwäche besteht darin, daß Eltern ihr Kind zu gut kennen oder zu kennen glauben und deshalb am wirklichen Problem vorbeitherapieren. Nicht umsonst gilt es als nicht ratsam, daß Ärzte ihre eigene Familie behandeln oder Lehrer ihre eigenen Kinder unterrichten. Der Grund ist hier wie da der gleiche: Bei Menschen, die uns nahestehen, neigen wir allesamt zu »Betriebsblindheit«. Wenn Sie also mit der

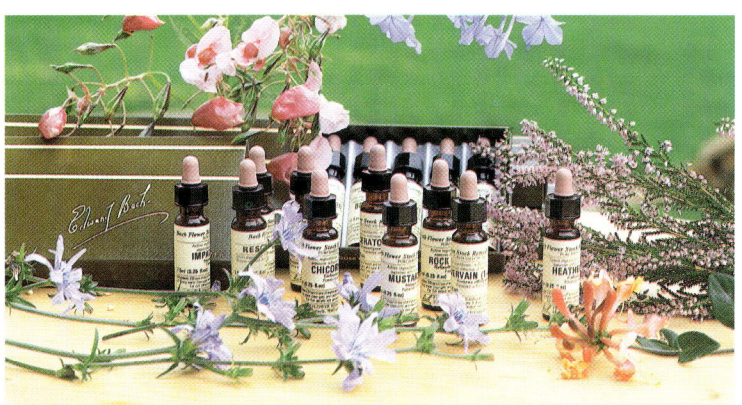

Falls Sie mit Ihrer Auswahl keinen Erfolg haben, wenden Sie sich an einen Bach-Blüten-Therapeuten.

von Ihnen getroffenen – oder hier im Buch empfohlenen – Blütenauswahl keinen Erfolg erzielen, werfen Sie das Büchlein nicht gleich in die Ecke. Wenden Sie sich zunächst einmal an einen professionellen Bach-Blüten-Therapeuten. Jemand, der das Problem von außen betrachtet, wird möglicherweise ganz andere Lösungen finden als Sie, und auf dieser Basis eine Blütenauswahl treffen, an die Sie niemals gedacht hätten.

Doch zunächst sollten Sie es einmal selbst versuchen. Wenn Sie die Befürchtung haben, daß Sie zu sehr mit dem Kopf an die Sache herangehen, gibt es noch eine andere Möglichkeit: Überlassen Sie Ihrem Kind die Auswahl der Blüten (wie Sie dabei am besten vorgehen, steht auf Seite 45). *Edward Bach* zumindest war davon überzeugt, daß die unbekümmerte Intuition der Kinder den schulmedizinischen »Wenn-dann-Überlegungen« der Erwachsenen in den meisten Fällen haushoch überlegen ist.

Wichtig

> Achten Sie darauf, daß die Mischung nicht aus mehr als höchstens fünf bis sechs verschiedenen Essenzen besteht. Die Denkweise »viel hilft viel« ist auch in diesem Fall nur bedingt richtig.

Wie Sie die Blütenmischung dann herstellen und verabreichen, können Sie auf Seite 46 ff. nachlesen. Ich kann natürlich nicht garantieren, daß in Kürze Entwicklungen zu verzeichnen sind, die Ihnen wie ein Wunder vorkommen. Aber zumindest die Chancen auf eine deutliche Besserung sind groß. Gutes Gelingen!

Ablenkbarkeit (siehe auch Hyperaktivität)

Es ist schon merkwürdig: Wenn ein kleines Kind weint, weil es sich weh getan hat, oder ein Baby schreit, obgleich ihm nach menschlichem Ermessen nichts fehlt, dann reißen sich alle

Erwachsenen ein Bein aus, um das weinende Kind »abzulenken«; und wenn ihnen das tatsächlich gelungen ist, sind sie hocherfreut. Sobald das Kind aber in der Schule ist, gilt die Fähigkeit oder die Bereitschaft, sich leicht ablenken zu lassen, als unerwünschte Eigenschaft, und im Hinblick auf Schulnoten, Leistung und Erfolg im späteren Leben versuchen nun die gleichen Eltern, ihrem Kind diese »Untugend« abzugewöhnen. Die bei Eltern beliebteste, aber leider auch erfolgloseste Methode ist das »Predigen«. Sätze wie »Nun konzentrier dich doch endlich mal!« oder »Wo bist du denn jetzt schon wieder mit deinen Gedanken?« gehen zum einen Ohr rein und zum anderen wieder raus. Viel wirkungsvoller sind Bach-Blüten.

Welche Blüten?

- Wenn Sie vermuten, daß sich hinter dem Konzentrationsmangel Probleme und Sorgen verbergen, die das Kind gekonnt überspielt: **Agrimony**
- Wenn das Kind mit den Gedanken häufig ganz woanders ist und in den Tag hineinträumt: **Clematis**
- Wenn es sehr sprunghaft in seinen Stimmungen ist und sehr unentschlossen, wenn es um die Durchführung geht: **Scleranthus**
- Wenn es sehr chaotisch ist und sich sehr leicht und immer wieder ablenken läßt: **Chestnut Bud**
- Wenn es einen Gedanken nie zu Ende denken kann: **White Chestnut**
- Wenn es grundsätzlich alles Unwichtige zuerst macht (sogar sein Zimmer aufräumt!), anstatt die Hausaufgaben zu erledigen: **Hornbeam**

Abstillen

Der erste Schritt aus der innigen Bindung zwischen Mutter und Baby fällt meistens keinem von beiden leicht. Aber einmal muß er vollzogen werden. Wann der beste Zeitpunkt ist, liegt in Ihrem persönlichen Ermessen. Nach Meinung von Experten ist es am günstigsten, wenn das Baby etwa sechs

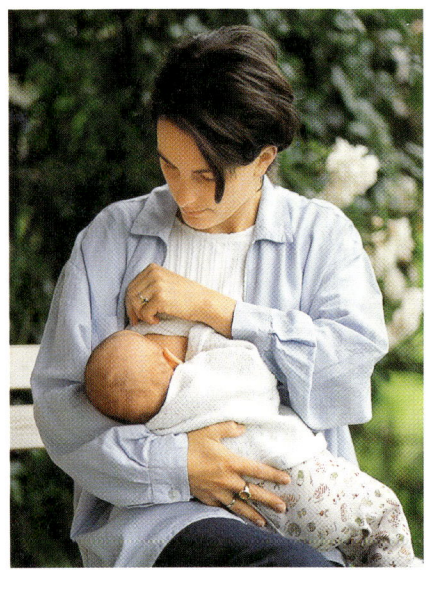

Monate alt ist, weil dann der Organismus des Kindes halbfeste Nahrung vertragen kann. Aber Sie müssen immer damit rechnen, daß Ihr Baby die Ansicht der Fachleute nicht billigt: Es will keinen Brei. Es mag keine Flasche. Und es ist erst recht gegen den neuen Löffel. Was tun?

Auch wenn es schwer fällt: Wenn Sie sich einmal zum Abstillen entschlossen haben, halten Sie durch. Selbst wenn Ihr Baby Ihnen zu verstehen gibt, daß es lieber verhungert als Milch aus der Flasche zu trinken – versuchen Sie es sanft und liebevoll immer wieder. Wenn Ihnen spontanes Abstillen zu hart erscheint, können Sie Ihrem Baby den Übergang erleichtern: Abends, bei der letzten Mahlzeit vorm Einschlafen, darf es noch einmal bei Mama nuckeln. Aber die nächste Mahlzeit ist aus der Flasche oder vom Tellerchen!

Welche Blüten für das Baby?

- Um dem Baby (und seiner Mutter!) den ersten Schritt ins unabhängige Leben zu erleichtern: **Walnut**
- Wenn es mit der Flasche oder dem Löffel nicht gleich klappt und das Baby wütend und frustriert ist: **Impatiens**
- Wenn das Baby jede andere Form der Nahrungsaufnahme strikt verweigert: **Beech**
- Wenn das Baby auf die Umstellung sehr ängstlich reagiert: **Mimulus**
- Gegen die Sehnsucht nach der Innigkeit der Stillzeit: **Honeysuckle**

Welche Blüten für die Mutter?

- Wenn die Mutter unsicher ist und selber nicht genau weiß, ob sie nicht noch weiter stillen soll: **Scleranthus, Cerato**
- Gegen die Angst, dem Baby könnte die neue Ernährung nicht bekommen: **Mimulus**
- Gegen die Sehnsucht nach der Innigkeit des Stillens: **Honeysuckle**

- Für einen harmonischen Übergang in eine neue Lebensphase:
  Walnut

Tip

> Viele Mütter haben die Erfahrung gemacht, daß der abnehmende Mond die beste Zeit zum Abstillen ist.

Adoption

Heutzutage ist es für die meisten Adoptiveltern eine Selbstverständlichkeit, ihrem Kind möglichst früh zu erklären, daß es adoptiert ist. Aber selbst wenn das Kind seit Jahren weiß, daß seine Eltern nicht seine »richtigen« Vater und Mutter sind, und Eltern und Kinder ein inniges, liebevolles Verhältnis haben, sind die Gedanken an die leiblichen Eltern immer da. Vor allem in der Pubertät werden für das Kind die »richtigen« Eltern enorm wichtig: Wer sind meine Mutter und mein Vater? Warum haben sie mich zur Adoption freigegeben? Wollten sie mich nicht haben? Hinzu kommen Identitätsfragen: Wer bin ich eigentlich?, Schuldgefühle: War ich ein böses Baby, daß sie mich nicht wollten? Bin ich zweite Wahl? Und, immer wieder, vor allem in Krisenzeiten mit den Adoptiveltern, Tagträume: »Vielleicht war meine Mutter eine wunderschöne Prinzessin, viel schöner als meine jetzige Mutter, sie hat mich so lieb gehabt, aber ihre böse Stiefmutter hat sie gezwungen, mich wegzugeben. Nun sucht sie mich überall ...

Was können Sie in dieser Situation tun?

Zahllose Gespräche voller Geduld sind notwendig, grenzenloses Verständnis für die Geburtseltern, die ihr Kind zur Adoption freigegeben haben, und immer wieder die Bestätigung, wie erwünscht, wie ersehnt und geliebt das Kind in seiner jetzigen Familie ist.

Zeigen Sie Ihrem adoptierten Kind immer wieder, daß es geliebt wird.

Haben Sie Verständnis für die Suche Ihres Kindes nach den Wurzeln und geben Sie ihm wieder und wieder die Zusicherung, daß die Liebe der neuen Familie für immer besteht – auch dann, wenn das Kind Probleme macht, rebelliert und seine unbekannten »wahren Eltern« verklärt. Bach-Blüten können Kindern und Eltern über solche schwierigen Phasen hinweghelfen.

Welche Blüten?

- Gegen Schock und Kummer: **Star of Bethlehem**
- Bei Aggressionen gegenüber den Adoptiveltern (Warum habt ihr mir das nicht (früher) gesagt?): **Holly**
- Bei Bitterkeit gegenüber den Geburtseltern (Warum haben sie mich hergegeben?): **Willow**
- Bei Selbstzweifeln und Minderwertigkeitsgefühlen: **Pine, Cerato**
- Wenn das Kind Angst hat, die Adoptiveltern könnten es ebenfalls »weggeben«: **Mimulus**

Aggressivität

Im Kleinkindalter

Es gibt bis jetzt nur Vermutungen, warum Kinder von 1 bis 3 Jahren aggressiv reagieren.

Wenn Erwachsene oder größere Kinder besonders aggressiv sind, hat das meistens einen Grund; mit ein bißchen Nachdenken findet man ihn in der Regel auch heraus und kann – wenn der Kopf erst mal wieder klar ist – entsprechend reagieren. Anders bei den Zwergerln zwischen einem und drei Jahren: Da kann man meist beim besten Willen oft nicht verstehen, warum sich der Winzling, kaum, daß er laufen kann, scheinbar ohne jeden Grund auf andere Kinder stürzt, ihnen die Sandschaufel auf den Kopf haut oder sie genußvoll in die Waden beißt. Und diese Szene ist beileibe kein einmaliger Ausrutscher, sondern wiederholt sich ständig. Die entsetzten Eltern fragen sich: Woran liegt es nur, daß der Kleine so grundlos drauflosdrischt? Schlechte Erbanlagen? Ein Charakterfehler? Oder vielleicht doch die falsche Erziehung? Kinderpsychologen haben alle möglichen Vermutungen über die Ursachen frühkindlicher Aggressivität, aber ehrlicherweise müssen sie zugeben: Sie wissen es selbst nicht genau, warum die Winzlinge so begeistert zuschlagen. Aber für verzweifelte Mütter gibt es einen Trost: Es wächst sich aus. Mit drei Jahren ist die Sache meist schon besser, mit vier ist der Alptraum in aller Regel vorüber. Bleibt die Frage: Wie überstehen sie die Zeit bis dahin?

Betroffene Eltern wissen: strafen, ignorieren, jammern, gut zureden, schimpfen – nichts scheint zu nützen. Der erfolgreichste Weg ist immer noch der: Nehmen Sie den kleinen Übeltäter nach jedem »Ausrutscher« möglichst ruhig an der Hand und verlassen Sie konsequent und umgehend mit ihm den Ort seiner Missetaten, selbst wenn das bisweilen einem Spießrutenlaufen gilt (Mütter von Minischlägern können ein Lied davon singen): Das Kind, das zu seinem Bedauern immer dann nach Hause muß, wenn es sich am prächtigsten amüsiert, wird schließlich begreifen, daß sein rüdes Verhalten auf die Dauer nur Nachteile bringt und neue Wege zur Kontaktaufnahme ausprobieren. Bis dahin gilt: Wappnen Sie sich mit Geduld und geben Sie Ihrem Kind Bach-Blüten.

- Bei starken Aggressionen, deren Ursache nicht bekannt ist: **Holly**
- In Krisensituation (auch bei der Mutter): **Rescue**

Im Schulalter

Kritisch wird es, wenn sich die Aggressionen auch im Kindergarten- oder Schulalter noch nicht gelegt haben: Wenn das Kind beim geringsten Anlaß mit Tellern wirft, mit Fäusten auf ein unschuldiges Opfer losgeht, die Katze quält, in der Kindergruppe oder in der Klasse zum gefürchteten Schläger wird. Die Gründe können vielfältig sein: Mangel an Selbstbewußtsein, Neid, das Gefühl, nicht geliebt zu werden, der Wunsch, sich Respekt zu verschaffen oder zu erlangen. Nicht selten imitiert das Kind auch schlechte Vorbilder in der Familie oder in seinem Freundeskreis. Wenn das Problem wie eine dunkle Wolke über der Familie liegt, sollten Sie sich bei Experten Rat holen: Kinderpsychologen oder Erziehungsberater können Ihnen helfen,

Mit 3 bis 4 Jahren ist die Aggressivität meist vorbei.

Welche Blüten?

mit der schwierigen Situation fertig zu werden. In vielen Fällen wirken auch Bach-Blüten.

- Bei unterdrückter Wut, Neid, Eifersucht: **Holly**
  Die Blüte für kleine Giftzwerge hilft auch den größeren; zumindest kann sie dazu beitragen, die Ursachen für die schlimme Aggression zu klären. Die weiteren Zusätze in der Einnahmeflasche hängen dann von den Ursachen der Aggressivität ab.
- Wenn das Kind vor innerer Anspannung aus der Haut fährt: **Cherry Plum**
- Wenn das zerstörerische Verhalten einen akuten Grund hat, beispielsweise Umzug, Einleben in eine neue Klasse, Erreichen der Frühpubertät: **Walnut**
- Wenn das Kind ohne Rücksicht auf Verluste immer den eigenen Willen durchsetzen will: **Vine**
- Wenn die Aggressivität eine Reaktion auf mangelnde Zuwendung ist: **Chicory**

Allergie (siehe auch Asthma, Neurodermitis, Heuschnupfen)

Es ist eine unbestreitbare Tatsache, daß heutzutage mehr Kinder unter Allergien leiden als je zuvor. Wenn Ihr Kind auch dazu gehört, dann reagiert sein Körper auf etwas, das es ißt, trinkt, berührt oder einatmet: Er produziert gegen diese an sich völlig alltäglichen, harmlosen Substanzen große Mengen von Antikörpern – so, als ob es sich bei ihnen um gefährliche Viren oder Bakterien handeln würde. Es gibt offenbar fast nichts, das keine Allergie auslösen könnte, aber die klassischen Allergene (so nennt man die Substanzen, die Allergien auslösen) sind Tierhaare, Hausstaub und Hausstaubmilben, Blütenpollen, Nahrungsmittel und Wespenstiche.

Warum manche Kinder mit Allergien auf die Welt kommen oder sie im Laufe der Zeit entwickeln, ist immer noch nicht erforscht. Man weiß, daß die Anfälligkeit für Allergien erblich ist: Die Kinder allergischer Eltern neigen ebenfalls zu Allergien. Aber die Wissenschaftler vermuten auch, daß in vielen Fällen seelische Gründe für die Allergie verantwortlich sind. Häufig haben Allergiker Probleme mit Berührung, Kontakt und Beziehungen. Auffällig oft treten die allergischen Reaktionen bei den Kindern in Streßsituationen auf: vor Schulaufgaben, bei Streit mit anderen Kindern oder wenn zu Hause dicke Luft herrscht. Heilen kann man eine Allergie nicht. Doch in vielen Fällen können Bach-Blüten helfen, die seelische Verfassung zu stabilisieren und die Allergie in erträglichen Grenzen zu halten.

Welche Blüten?

- Wenn Ihr Kind besonders leicht verletzbar (»dünnhäutig«) ist: **Star of Bethlehem**
- Wenn es zu wenig Selbstbewußtsein hat oder sehr unsicher ist: **Larch**
- Wenn es häufig von Ängsten geplagt wird: **Aspen, Mimulus**
- Wenn es ungewöhnlich ordentlich oder pingelig ist: **Crab Apple, Pine**
- Wenn es einen starken Sauberkeitszwang hat: **Crab Apple**
- Wenn Sie vermuten, daß unterdrückte sexuelle Neigungen ein Grund sein könnten: **Crab Apple**
- Wenn Ihr Kind sehr unausgeglichen ist: **Holly, Scleranthus**

Alpträume

Formen von Alpträumen

Alpträume können Kinder manchmal über Jahre begleiten. Es gibt zwei verschiedene Arten:
1. Der »normale« Alptraum:
   Der »böse Traum« hat stets eine Handlung und oft ein Leitmotiv, das in vielen Träumen wiederkehrt. Das Kind wird von »Bösewichtern« wie Hexen, Monstern oder Räubern verfolgt, wacht schweißgebadet auf und ruft schluchzend nach Mama oder Papa. Wenn die Eltern es liebevoll trösten und ihm versichern, daß es das nur geträumt hat, schläft es meist bald wieder ein. Am nächsten Morgen kann es sich meistens

(aber nicht immer) an den Traum erinnern. Alpträume dieser Art haben in der Regel nichts mit dem schlimmen Märchen oder dem bösen Krimi zu tun, die das Kind gelesen oder im Fernsehen gesehen hat. Sie haben fast nie einen Bezug zum echten Leben, können aber jederzeit wiederkommen.

2. Nächtliche Panikattacken (Pavor nocturnus):
Der Traum, der das Kind mit Entsetzen erfüllt, hat keinerlei Handlung. Ein Gefühl verzweifelter, grauenhafter Panik steigt aus dem Unterbewußten des Kindes empor. Ein furchtbarer Schrei weckt die Eltern aus dem Schlaf, sie finden ihr Kind unansprechbar, vor Entsetzen fast versteinert in seinem Bettchen vor. Am nächsten Morgen kann es sich an nichts mehr erinnern. Diese Panikattacken scheinen ihre Ursache in echten traumatischen Erlebnissen (Operation, tragischer Unfall, Tod eines geliebten Menschen) zu haben.

Nach einem **Alptraum** wacht ein Kind immer schweißgebadet auf. Nun braucht es unbedingt die Mama (oder den Papa), die ihm sanft versichern, daß das alles nur ein böser Traum war – und dann möglichst die eigene Bettdecke lüpfen, weil das erschreckte Kind nun besonders viel Schutz und Nähe braucht.

Bei **nächtlichen Panikattacken** wacht das Kind in der Regel nicht richtig auf, und Sie brauchen es nicht aufzuwecken. Vermutlich würde es Ihnen ohnehin nicht gelingen. Versichern Sie Ihrem angstgeschüttelten Kind, daß Sie in seiner Nähe sind – lassen Sie sich aber nie anmerken, wie erschrocken Sie selbst sind. Falls das Kind doch aufgewacht ist, wiederholen Sie das Einschlafritual, geben Sie ihm etwas zu trinken und versuchen Sie, den abendlichen Normalzustand wieder herzustellen.

Beachten Sie

Lassen Sie Ihr Kind in dieser Zeit niemals nachts allein, ehe es diese Phase der grauenhaften Angst überwunden hat. Solche Panikattacken bringen erfahrene Eltern an die Grenzen ihrer Kraft. Ein junger Babysitter wäre damit hoffnungslos überfordert. Bach-Blüten können die Panik in der Seele heilen.

- Als erste Hilfe bei Alpträumen und Panikattacken:
  Rock Rose oder Rescue Tropfen
- Gegen den Schrecken und das nackte Entsetzen:
  Rock Rose, Rescue Tropfen, Aspen, Cherry Plum

Wenn das »Leitmotiv« des Alptraums bekannt ist, helfen Tropfen gegen diese Art der Ängste:
- Gegen die Angst, daß ein Elternteil stirbt: **Mimulus**
- Bei Angst vor der Dunkelheit:
  Mimulus (dazu ein kleines Nachtlicht!)
- Nach einem tragischen oder traumatischen Ereignis:
  Honeysuckle, Star of Bethlehem

Welche Blüten?

Angst

14.3. Frau M. ist völlig hilflos, als sie mit ihrer fünfjährigen Tochter in die Praxis kommt. Kathy verhielt sich in letzter Zeit »einfach unmöglich«. Auf die Frage nach den Ursachen für das Verhalten des Kindes erklärt die astrologisch interessierte Mutter, Kathy als doppelter Fisch sei eben schon von Natur aus sehr sensibel und ein wenig »zickig«. Vor einem halben Jahr mußte Frau M. aus beruflichen Gründen für einige Monate verreisen. Daraufhin sei das eigentlich stille Kind sehr aggressiv geworden und habe der gesamten Familie das Leben schwer gemacht, und daran habe sich auch nach ihrer Rückkehr nichts geändert: Kathy verhielte sich nun zwar nach außen hin sehr lieb, aber innerlich sei sie »sehr gemein«.

Die Therapeutin verordnet gegen die grenzenlose Verunsicherung und die Angst des Kindes, die Mutter erneut zu verlieren, Larch. Außerdem vermutet sie: Wenn Kathy sich zickig verhielt, schlüpfte sie in eine bestimmte Rolle und kam nicht wieder heraus. Dagegen würden zwei Tropfen Cherry Plum in der Mischung helfen.

28.3. Die Mutter berichtet erleichtert, daß es in den vergangenen beiden Wochen zum ersten Mal keinen Krach gab. Und seit einer Woche sei Kathy ein völlig normales Kind.

FALLBEISPIEL

Viele kleine Kinder haben Angst, und das manchmal durchaus zurecht, denn die Welt war nie ein sicherer Ort. Sie fürchten sich vor Dunkelheit, Alleinsein, Schmerzen, Tod, Trennung von der Mutter; sie haben Urängste, die allen Menschen innewohnen. Aber sie wissen noch nicht, welche Ängste berechtigt und welche unbegründet sind – woher sollten sie auch? Das müssen sie erst lernen.

Wichtig

Eltern sollten nie den Ehrgeiz haben, ein angstfreies Kind heranzuziehen. Viel wichtiger ist es, den Kleinen beizubringen, wie man mit der Angst umgeht. Zeigen Sie Ihrem Kind, wovor es sich zurecht fürchten muß (etwa vor der heißen Herdplatte) und wovor es keine Angst zu haben braucht (vor dem weißen Bademantel von Mama, der nachts immer aussieht wie ein Gespenst).

Wovor ein Kind sich mit Recht fürchtet, hängt natürlich von seinem Alter ab. Angst vorm Alleinsein ist bei Vierjährigen in Ordnung, bei Zwölfjährigen aber nicht. Haben Sie Geduld: Es dauert Jahre, bis ein Kind – mit Ihrer Hilfe – gelernt hat, Gefahren richtig einzuschätzen. Bei kleinen Kindern (etwa bis zu drei Jahren) sollten Sie jedoch die Ängste grundsätzlich immer ernst nehmen, ganz gleich, wovor es sich fürchtet. Auch wenn es der böse Wolf unterm Bett ist: Legen Sie sich auf den Bauch und schauen Sie nach. Monster lassen sich mit einem »Monsterspray« aus dem Parfumzerstäuber erfolgreich in die Flucht jagen. Und Bach-Blüten können ein übriges tun, das Kind zu lehren, mit seinen Ängsten konstruktiv umzugehen.

Welche Blüten?

• Wenn Sie genau wissen, wovor Ihr Kind sich fürchtet, zum Beispiel vor einer Klassenarbeit, einem Zahnarztbesuch, der bevorstehenden Auseinandersetzung mit der Freundin, dem ersten Besuch beim geschiedenen Vater mit neuer Frau, der Strafe in der Schule, einem Gewitter oder dem Nachbarshund: **Mimulus**

- Wenn es die Zähne zusammenbeißt, aber Sie wissen, wie sehr es sich insgeheim vor etwas fürchtet: **Agrimony**
- Wenn die Angst zur Hysterie wird: **Cherry Plum**
- Bei Panik: **Rock Rose**
- Wenn Ihr Kind Angst hat und weiß selber nicht wovor:
  Aspen
- Für schreckhafte Babys: **Aspen**
- Wenn Ihr Kind ungewöhnlich viel Angst vor dem Alleinsein hat und sehr viel Zuwendung braucht: **Heather**
- Wenn es sich um Mutter und Vater große Sorgen macht:
  Red Chestnut

Antriebslosigkeit

Das ist eine Eigenschaft, unter der Kinder normalerweise selten leiden – es sei denn, sie brüten eine Krankheit aus, haben Probleme, von denen die Eltern nichts ahnen, oder ganz einfach wenig Gelegenheit zu ausreichender Bewegung. Mit der richtigen Mischung von Bach-Blüten können Sie versuchen, den Grund der Antriebslosigkeit zu erkennen und – sanft – zu beheben.

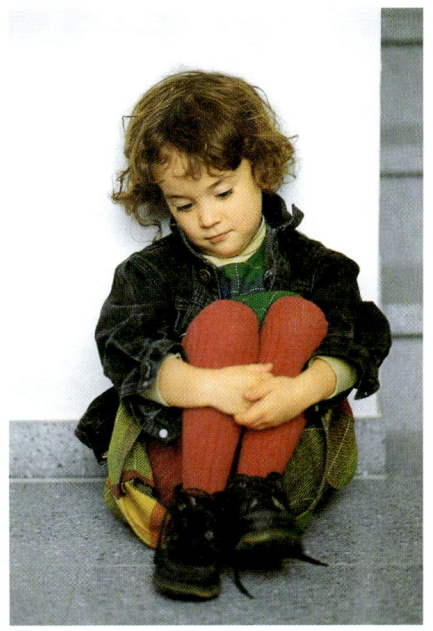

- Wenn sich Ihr Kind in Tagträume flüchtet oder nur noch vor dem Fernseher sitzt:
  Clematis
- Wenn es sich zu nichts aufraffen kann, am allerwenigsten dazu, mit den Hausaufgaben anzufangen: **Hornbeam**
- Wenn es vor einer Prüfung vor lauter Lernen völlig ermattet ist: **Olive**
- Wenn es sich vor allem drückt, weil es vom Charakter her träge und bequem ist: **Wild Rose**
- Wenn es wegen seiner Entscheidungsunfähigkeit gar nichts tut: **Cerato**

Probieren Sie es mit Hornbeam, wenn Ihr Kind sich zu nichts aufraffen kann.

Asthma bronchiale (siehe auch Allergie)

Bronchialasthma ist eine Störung der Ausatmung. Das Kind atmet mit der Luft die Substanz ein, auf die es allergisch ist. Die Reaktion zwischen Allergen und Antikörpern findet in der Lunge statt und führt zu einer erhöhten Schleimbildung, die für den typischen Pfeifton verantwortlich ist, sowie zu Muskelspasmen, die die Atmung behindern. Meist hat das Kind besonders große Not, die randvoll eingeatmete Luft wieder auszuatmen. Es kann – im wahrsten Sinne des Wortes – den Hals nicht voll genug kriegen. Dieses (natürlich unbewußte) zwanghafte Habenwollen kann dazu führen, daß sich das Kind übernimmt und einen Erstickungsanfall erleidet. Asthma bronchiale und Hautprobleme stehen übrigens in enger Beziehung zueinander.

Asthmaanfälle ereignen sich meist während der Nacht.

Meistens ereignen sich solche furchterregenden Asthmaattacken während der Nacht. Setzen Sie das verstörte, nach Luft ringende Kind aufrecht hin und beruhigen Sie es, so gut Sie nur können. Rufen Sie beim ersten Mal unbedingt den Arzt, damit Sie sicher sind, daß es sich tatsächlich um einen Asthmaanfall handelt. Versuchen Sie zu klären, wogegen Ihr Kind allergisch ist, und bemühen Sie sich, diese Ursachen (Haustiere, Staub, Bettfedern etc.) aus seinem Umfeld zu entfernen.

Asthma kann auf eine »erstickende« Mutterliebe hindeuten.

Neben der medizinischen Behandlung ist eine Therapie mit Bach-Blüten sinnvoll. Bronchialasthma ist nach Ansicht vieler Psychosomatiker häufig eine Folge der gespannten Beziehung zwischen Mutter und Kind. Auf der einen Seite besteht der Wunsch nach Zärtlichkeit, auf der anderen Seite herrscht Angst vor zu großer Nähe und als Folge davon Ablehnung. Asthma, so lautet diese Theorie, ist die höchste Form der Verspannung, die verkörperte Revolution gegen erstickende Mutterliebe. Professionelle Bach-Blüten-Therapeuten verordnen ihre Blüten anhand des folgenden Persönlichkeitsprofils eines Asthmatikers. Auch wenn Sie diese möglichen Ursachen zunächst empört von sich weisen sollten, könnten Sie bei der Suche nach den geeigneten Blütenessenzen die folgenden Möglichkeiten zumindest einmal in Ihre Überlegungen einbeziehen.

- Wenn eine überbetonte Mutterbindung mit Abhängigkeits-charakter besteht: **Honeysuckle, Walnut**
- Wenn das Kind die Mutter als verwöhnend, bemutternd und bevormundend empfindet: **Centaury, Walnut**
- Wenn die Mutter zu früh auf Sauberkeitserziehung gedrängt und damit bei dem verunsicherten Kind genau das Gegenteil erreicht hat: **Crab Apple, Scleranthus**
- Wenn das Kind sehr ehrgeizig und überaus gewissenhaft ist: **Pine, Rock Water**
- Wenn das Kind ein sehr geringes Selbstwertgefühl hat: **Larch**
- Wenn es bisweilen zwanghafte oder hysterische Eigenschaften hat: **Cherry Plum, Heather, White Chestnut**
- Wenn es sich in ständiger Opposition zu irgendetwas oder irgendjemandem befindet: **Beech, Cherry Plum, Holly, Willow**
- Wenn die Aggressionen nicht ausgelebt werden, sondern drinnen bleiben: **Agrimony, Willow**
- Wenn das Kind Angst vor geschlossenen Räumen hat und oft von Wasser und Höhlen träumt (vorgeburtliche Träume): **Holly, Larch, Mimulus, Gentian**
- Wenn zwischen Mutter und Tochter Konkurrenz besteht: **Scleranthus**
- Bei einem akuten Anfall: **Rescue, Rock Rose, Star of Bethlehem**
- Bei einem Anfall in einer Konfliktsituation: **Rescue, Rock Rose, Star of Bethlehem, eventuell zusätzlich Pine**
- Bei Angst vor Kontrollverlust: **Cherry Plum**

Welche Blüten?

Autofahrten

Lange Autofahrten sind die härtesten Geduldsproben für Eltern. Die Territoriumskämpfe auf der Rückbank, die Langeweile, der Bewegungsmangel des in seinen Sicherheitsgurten festgezurrten Nachwuchses kosten Kraft und Nerven, ganz zu schweigen von der Dauerfrage: »Sind wir bald daaa?«

In solchen Härtefällen muß man Schwerpunkte setzen: Seien Sie hart, wenn es um die Sicherheit geht, und lassen Sie im übrigen (bei Proviant, Getränken, Süßigkeiten, kleinen Gefechten um den Gameboy) fünf gerade sein. Machen Sie öfters mal Pausen, bewegen Sie sich und bestechen Sie die Kinder, indem Sie bei der übernächsten Tankstelle Cola und Pommes in Aussicht stellen – selbstverständlich nur bei mustergültigem Verhalten. Bis dahin singen Sie zusammen, das wirkt Wunder. Behalten Sie die Nerven! Und verteilen Sie möglichst schon vor Fahrtbeginn Bach-Blüten.

Welche Blüten?

- Bei Territoriumsgefechten zwischen den Geschwistern (Ich sitze am Fenster!): **Holly**
- Bei Übelkeit und Reisekrankheit: **Scleranthus** *Petra - Kind*
- Bei Ungeduld: **Impatiens**
- Bei Angst vor Unfällen: **Mimulus**
- Bei Langeweile: **Wild Oat**
- Wenn lange nichts passiert: **Hornbeam**

Bauchweh

Viele unterschiedliche Beschwerden können Bauchschmerzen auslösen.

Wenn Ihr Kind über Bauchschmerzen klagt, gibt es dafür hundert gute Gründe, und längst nicht jeder hat etwas mit dem Bauch zu tun. Sie können ein Hinweis auf eine Blinddarmentzündung sein, aber auch – so seltsam das klingen mag – Anzeichen für eine Mandelentzündung, eine »Dreimonatskolik« (bei Babys) oder auch »nur« darauf, daß am nächsten Tag eine Rechenarbeit fällig ist. Häufig sind ernstzunehmende Bauchschmerzen von anderen Symptomen begleitet.

Stellen Sie sich, wenn Sie beunruhigt sind, folgende Fragen:
- Wie stark sind die Schmerzen, und wie lange dauern sie schon an?
- Wie krank wirkt das Kind insgesamt? Ist es blaß, schwach, elend, hat es Appetit?
- Hat es noch andere Symptome (Fieber, Erbrechen, Übelkeit)?

Wenn Sie ziemlich sicher sind, daß es sich um eine ernstzunehmende Erkrankung handelt, zögern Sie nicht, Ihren Kinderarzt anzurufen. In leichteren Fällen können Sie erst einmal den weiteren Verlauf abwarten und mit Fencheltee, abgestandener Cola, Salzstangen und einer Wärmflasche erste Hilfe leisten. Dies sind die typischen Fälle von »normalem Bauchweh:

Bei Babys

Wenn Ihr winziges Baby gelegentlich aus Leibeskräften schreit, die Beinchen krümmt und sich vor Schmerzen windet, ist es sehr wahrscheinlich, daß es beim Trinken zuviel Luft geschluckt und deswegen »Bauchweh« bekommen hat. Hören die Schmerzen auf, wenn Sie es trösten, herumtragen und mit ihm kuscheln, brauchen Sie sich in der Regel keine Gedanken zu machen. Treten diese Anfälle jedoch regelmäßig auf, zum Beispiel immer nach dem Füttern am späten Nachmittag, ist das Baby durch nichts zu beruhigen, sind Sie selbst in Panik, fühlen sich völlig hilflos und die ganze restliche Familie ist fix und fertig, dann besteht die hohe Wahrscheinlichkeit, daß es sich um die sogenannten Dreimonatskoliken handelt. Für junge Eltern ist das eine schwere Zeit, sie haben das Gefühl völliger Hilflosigkeit. Was auch immer sie tun, nichts scheint zu helfen.

Viele Babys leiden unter Dreimonatskoliken.

Tip

Wenden Sie sich an Ihren Kinderarzt, damit Sie sicher sind, daß Sie nichts versäumen, aber geben Sie dem Baby keine Medikamente, die der Arzt nicht verordnet hat.

Sie können medizinisch wenig tun, um Ihrem Kind zu helfen, zumal bis heute noch nicht völlig geklärt ist, woher die Koliken kommen. Hilfreich und völlig unschädlich sind dagegen häufig Bach-Blüten.

- Um den Teufelskreis aus Angst, Schmerzen und Panik zu durchbrechen: **Rescue Tropfen**

Welche Blüten?

Bei größeren Kindern

Wenn Ihr Kind häufig über Bauchschmerzen klagt und der Kinderarzt keine organische Ursache (etwa eine Blinddarmreizung oder eine festsitzende Blähung) finden konnte, ist möglicherweise irgendeine Form von Streß die Ursache. Dann sollten Sie zunächst die Symptome behandeln: eine Wärmflasche, Tee, liebevolle Zuwendung und vielleicht ein Haferbrei – als Beweis dafür, daß Sie seine Schmerzen ernstnehmen – wirken oft Wunder. Zweitens sollten Sie versuchen herauszufinden, warum Ihr Kind Bauchschmerzen hat. Bei der Suche nach der Ursache können Ihnen die folgenden Sprüche aus dem Volksmund behilflich sein:

Ursachen

- Liegt ihm etwas schwer im Magen (z.B. das neue Schwesterchen oder auch die Rechenarbeit)?
- Frißt es etwas in sich hinein (z.B. die Angst, daß die Eltern sich nicht mehr verstehen)?
- Findet es etwas »zum Kotzen« (z.B. die Tatsache, daß es in den Kindergarten gehen muß)?
- Ist da etwas, das es nicht verdaut hat (z.B. eine ungerechte Note)?
- Hat es sich ein Loch in den Bauch geärgert (z.B. weil der große Bruder seiner Meinung nach immer »bevorzugt« wird)?
- Ist es auf jemanden sauer? (z.B. Krach mit der besten Freundin)?
- Hat ihm etwas den Appetit verschlagen (z.B. die Angst vor Strafe)?
- Hat es Hunger nach Anerkennung?

Welche Blüten?

- Bei Angst vor dem Kindergarten oder der Schule: **Mimulus**
- Bei Angst vor Liebesverlust: **Chicory**
- Bei Angst vor Alleinsein: **Heather, Agrimony**
- Bei der Angst, etwas nicht zu schaffen: **Elm**
- Bei Angst, daß den Eltern etwas zustößt: **Red Chestnut**
- Bei Angst, etwas falsch zu machen: **Larch**
- Bei »Wut im Bauch«: **Holly**
- Bei Hunger nach Anerkennung: **Heather**

Bettnässen

Auch wenn es gern vertuscht wird: 10 bis 15 Prozent aller Schulkinder machen nachts ins Bett, und zwar jede Nacht oder doch sehr häufig. Die Fachleute unterscheiden bei diesem Problem zwei Gruppen:

1. Kinder, die noch nie trocken waren.
2. Kinder, die schon trocken waren, aber wieder rückfällig geworden sind.

Dabei betonen sie energisch, daß man kein Kind unter 6 bis 7 Jahren als Bettnässer bezeichnen dürfte. Leider glauben ihnen das viele Eltern nicht, und so wächst sich das Problem häufig zur Familienkrise aus. Die Mutter fühlt sich als Versagerin, und das Kind leidet unter Schuldgefühlen, weil es die Eltern immer wieder enttäuscht.

Die Ursachen sind vielfältig und oft schwer zu durchschauen. Die klassischen Erklärungsversuche, mit denen die Umwelt so rasch bei der Hand ist (»schwache Blase«, »zu tiefer Schlaf«, »falsche Erziehung«, »trinkt abends viel zu viel«, »liegt in der Familie, dein Großonkel hat auch...«), helfen so gut wie nie weiter. Und selbst wenn die Eltern (meist zurecht) vermuten, daß das Problem in der Seele des Kindes verborgen ist, sind sie oft völlig hilflos.

Wenn einwandfrei feststeht, daß keine organische Ursache vorliegt, und die Nerven der Familie bloß liegen, empfiehlt es sich oft, Hilfe bei einer (in vielen Fällen kostenlosen) Erziehungsberatungsstelle zu suchen. Dort kann man Ihnen bei der Suche nach den wahren Ursachen behilflich sein und auch einige Methoden vorschlagen, die sich in einem solchen Fall recht gut bewährt haben: vom »Erfolgskalender« mit dicker strahlender Sonne für trockene Nächte über die trotz mancher Einschränkungen häufig empfohlene »Klingelmatratze« bis hin zur Familientherapie. Sie können Ihr Kind (und gegebenenfalls sich selbst) bei dem Bemühen ums Trockenwerden mit Bach-Blüten

Lassen Sie organische Ursachen vom Arzt ausschließen.

unterstützen. Die meisten Blüten-Therapeuten bestätigen, daß sich gerade bei diesem Problem die Blüten-Therapie als sehr sanft und sehr wirkungsvoll erwiesen hat.

Welche Blüten?

- Wenn Sie die Beobachtung machen, daß Ihr Kind häufig weint, sich aggressiv verhält und ins Bett macht:
  Cherry Plum, Heather, Pine
- Wenn das Kind schon trocken war und wieder »rückfällig« geworden ist: **Chestnut Bud**
- Wenn ein neues Baby in der Familie geboren wurde und das größere Kind eifersüchtig ist und auch wieder klein sein will:
  Larch, Holly, Chicory
- Wenn das Kind unter starken Schuldgefühlen leidet:
  Pine
- Wenn das Kind tagsüber zu stark unter Druck steht (z.B. durch Schule, Freunde, zu große Verantwortung in der Familie):
  Cherry Plum
- Wenn sich hinter dem Bettnässen ein Schrei nach Aufmerksamkeit und Zuwendung verbirgt:
  Heather, Star of Bethlehem, Centaury
- Wenn das Kind häufig unter Alpträumen (siehe auch »Alpträume«, Seite 61) leidet: **Rock Rose**
- Wenn wegen des Problems die Beziehung zwischen Eltern und Kindern ernsthaft gestört ist: **Agrimony, Holly**
- Wenn das Kind das Gefühl hat, wegen seines Versagens minderwertig zu sein: **Larch**
- Wenn das Kind nach einem Schockerlebnis wieder ins Bett macht: **Rock Rose, Star of Bethlehem**
- Wenn das Kind Angst vor den Eltern (oder vor Strafe) hat:
  Mimulus
- Wenn das Kind zu den eigenen Körperausscheidungen ein negatives Gefühl hat: **Crab Apple**
- Wenn das Kind sich wegen nächtlicher Angstzustände nicht zur Toilette traut: **Rock Rose**

In den meisten Fällen wird empfohlen, daß die Eltern mitbehandelt werden.

Daumenlutschen

Sie können entspannen: Das, was Sie für ein Problem halten, ist nach der Ansicht moderner Kinderpsychologen in den meisten Fällen gar keines. Daumenlutschen ist weder ein Zeichen für eine schwere seelische Störung, noch deutet es auf einen Mangel an Geborgenheit; es ist auch kein Hinweis auf Unsicherheit und jüngsten Erkenntnissen zufolge bis die bleibenden Zähne kommen nicht mal ein Problem für das Gebiß. Schlimmstenfalls ist es eine »Angewohnheit«, und

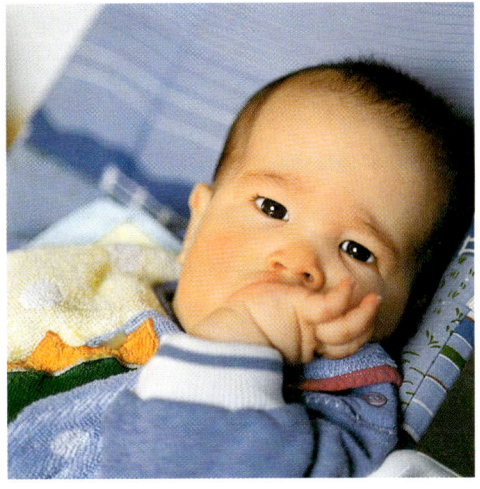

damit kann man gut leben. Wenn Ihr Kind also gesund, fröhlich und ausgeglichen ist, aber trotzdem den Daumen zum Trösten, Einschlafen, Konzentrieren, Nuckeln braucht – vergessen Sie alle Unkenrufe und die tragisch-böse Geschichte vom Daumenlutscher (»Konrad, sprach die Frau Mama…«) und gönnen Sie ihm den Spaß.

Daumenlutschen ist in der Regel unbedenklich.

Bedenklich wird es erst dann, wenn das Kind den Daumen nur noch im Mund hat oder das Daumenlutschen nur ein Symptom unter verschiedenen ist (z.B. Daumenlutschen und Alpträume und Eßstörungen und plötzliche Schulprobleme). Dann sollten Sie versuchen, die dahinter verborgenen seelischen Probleme mit Bach-Blüten zu behandeln.

- Wenn das Kind Angst vor Ablehnung hat: **Mimulus, Larch**
- Wenn das Kind zu schüchtern ist: **Larch**
- Wenn das Kind wegen des Daumenlutschens Schuldgefühle hat: **Pine**
- Wenn der Daumen der alleinige Tröster gegen Einsamkeit ist: **Star of Bethlehem**
- Wenn das Kind gern freiwillig mit dem Daumenlutschen aufhören möchte und es allein nicht schafft: **Walnut, Centaury**
- Wenn das Kind Angst vor einer Prüfung oder einer Klassenarbeit hat: **Mimulus**

Welche Blüten?

Doktorspiele

Kinder haben mit Doktorspielen meist erheblich weniger Probleme als ihre Eltern, und das in der Regel auch völlig zurecht. Die sexuellen Experimente der Drei- bis Siebenjährigen mögen zwar manchmal reichlich kühn sein und bisweilen den überraschten Eltern durchaus die Haare zu Berg stehen lassen, aber trotzdem handelt es sich dabei um einen völlig normalen Entwicklungsschritt. (Nebenbei gesagt, machen sie allen Beteiligten meist auch ziemlich viel Spaß. Sexuelle Lust beginnt, auch wenn viele Eltern das nicht gern wahrhaben wollen, durchaus nicht erst in der Pubertät.)

Hellhörig sollten Sie nur dann werden, wenn die Spielgefährten Ihres Kindes wesentlich älter sind und Sie den **berechtigten** Verdacht haben, daß Ihr Kind sich nicht freiwillig an den Untersuchungen beteiligt.

Beachten Sie

> Spiele unter Kindern des gleichen Geschlechts sind kein Hinweis auf homosexuelle Tendenzen, sondern vielmehr ein Notbehelf, wenn keine Partner des anderen Geschlechts zur Verfügung stehen.

Also, auch wenn's schwer fällt: Stürmen Sie nicht ins Kinderzimmer, machen Sie keine Vorwürfe und reden Sie nicht von Anstand und Moral. Damit können Sie nichts verhindern, sondern allenfalls Schuldgefühle hervorrufen, die völlig unnötig und absolut unberechtigt sind. Übrigens: Auch wenn Sie überzeugt sind, daß Sie früher »solche Schweinereien« nie gemacht haben: Die Chancen sind hoch, daß sie es lediglich vergessen (oder verdrängt) haben! Die Bach-Blüten sollten also in diesem Fall am besten Sie selbst nehmen.

Welche Blüten für Eltern?

• Wenn Sie glauben, daß dies noch zu früh ist, und Sie Angst haben, daß solche Spiele Ihrem Kind schaden könnten:
  Mimulus, Red Chestnut

- Wenn Sie glauben, daß es sich dabei um schmutzige Spiele handelt: **Crab Apple**
- Wenn Ihre Moralvorstellungen zu hoch angesetzt sind: **Rock Water**

Denken Sie daran: Kinder brauchen nur dann Blüten, wenn sie ohne ihren Willen in diese Situation geraten sind und darunter leiden.

- Wenn es ein schlechtes Gewissen hat: **Pine**
- Wenn es sich »schmutzig« fühlt: **Crab Apple**
- Wenn das Kind mitgemacht hat, weil es nicht den Mut hatte, nein zu sagen: **Centaury**
- Wenn es von Größeren dazu gezwungen wurde und sich nicht wehren konnte: **Willow, Walnut**

Welche Blüten für das Kind?

Ehrgeiz

Das Thema Ehrgeiz scheint für fast alle Eltern ein Problem zu sein: Entweder hat ihr Kind zuviel davon oder aber zuwenig. Kinder, die nach Meinung ihrer Eltern und Lehrer zuwenig davon besitzen (*Edward Bach* nannte sie die »Wild-Rose-Kinder« bzw. die »Clematis-Kinder«, siehe Seite 26, 41), sind im Gegensatz zur landläufigen Meinung nicht schlechter dran als Kinder mit übertriebenem Ehrgeiz (nach *Edward Bach* die »Rock-Water-Kinder«, siehe Seite 36).

Grundsätzlich sollten sich Eltern fragen, ob sie ihr Kind da nicht zu sehr an ihren eigenen Ansprüchen messen. Oft, aber nicht immer, geht es im Zusammenhang mit dem Ehrgeiz um Schulleistungen. Aber auch sportliche Leistungen oder musikalische Begabungen können der Kampfplatz sein, auf dem so manche Familienfehde ausgetragen wird. Auch der Satz »Du sollst es einmal im Leben besser haben als deine Eltern« hat schon so manches Kind davon angehalten, die Nase in die Schulbücher zu stecken. Bach-Blüten können Eltern und Kindern helfen, mit einem Zuviel oder Zuwenig besser umzugehen und eine realistische Einstellung zum Thema Ehrgeiz zu bekommen.

Welche Blüten bei zu viel Ehrgeiz?

- Wenn Ihr Kind ein Opfer seines eigenen Ehrgeizes wird und zu sehr unter Druck steht: **Rock Water**
- Wenn es nie zufrieden mit seiner Leistung ist, immer noch besser werden will: **Rock Water**
- Wenn es wegen einer schlechten Note oder einer nicht perfekten Leistung am Boden zerstört ist: **Rock Water**
- Wenn sein Ehrgeiz die anderen überrennt und im Zusammenhang mit Ihrem Kind immer wieder die Bezeichnung »Musterknabe« oder »»Klassenprimus« fällt: **Vervain**
- Wenn Ihr Kind wegen seines krankhaften Ehrgeizes immer mehr Freunde verliert: **Rock Water**
- Wenn es sich vor lauter Ehrgeiz völlig überfordert, aber jede Hilfe ablehnt: **Oak**
- Wenn es zu Überheblichkeit gegenüber Menschen neigt, die nicht so klug sind: **Beech**
- Wenn Ehrgeiz als Machtinstrument verwendet wird: **Vervain**

Welche Blüten bei zu wenig Ehrgeiz?

- Wenn Ihr Kind vor Schusseligkeit immer wieder die Hausaufgaben vergißt: **Chestnut Bud, White Chestnut**
- Wenn es ständig mit den Gedanken woanders ist und die Lehrer über »Unkonzentriertheit« klagen: **Clematis, Scleranthus, Chestnut Bud, White Chestnut**
- Wenn Ihr Kind ständig schlapp und lustlos ist und die Hausaufgaben immer vor sich herschiebt: **Hornbeam**
- Wenn Ihr Kind immer alles weiß, aber Angst hat, sich zu melden: **Larch**
- Wenn es auffällig zu Flüchtigkeitsfehlern neigt: **Chestnut Bud**
- Wenn es damit zufrieden zu sein scheint, der Klassenclown zu sein: **Agrimony**
- Wenn es sich von anderen ständig dominieren läßt: **Centaury**

Eifersucht

Eifersucht tut weh, wie Sie vermutlich aus eigener Erfahrung
wissen. Denn es geht dabei immer um die Angst, daß einem
etwas weggenommen wird, und das ist meistens die Liebe des
Menschen, der einem das wichtigste auf der Welt ist. Außer in
der Beziehung zwischen Mann und Frau ist Eifersucht am ver-
breitetsten in der Konstellation: Eltern – Kind – neues Kind.
Wer eifersüchtig ist, zeigt sich in der Regel von seiner schlechtesten Seite. Das ist bei Kindern, in deren Familie ein Baby
geboren wurde, nicht anders. Heerscharen zutiefst erschreckter
Eltern können ein Lied davon singen. Die Wurzeln der Eifersucht, sagen die Psychologen, liegen in der frühen Kindheit. Je
mehr man sich da geliebt, behütet und geboren fühlt, desto
weniger neigt man im späteren Leben zu Eifersucht. Leider ist
gerade die frühe Kindheit der Zeitpunkt, an dem viele Kinder
ein Geschwisterchen bekommen. Der klassische Altersunter-
schied zwischen Geschwistern beträgt heute meist zwei bis drei
Jahre. Das ist gerade die Phase, in der die Zwergerl ihre Unab-
hängigkeitserklärung abgeben und wegen ihres Konfrontati-
onskurses überall anecken (siehe auch »Trotzphase«, Seite 122),
vor allem bei den Eltern. Und ausgerechnet dann kommt ein
Rivale ins Haus und zieht alle Aufmerksamkeit von einem ab.
Die Eifersuchtsanfälle sind also geradezu vorprogrammiert.

> Eifersucht ist
> vorprogrammiert,
> wenn ein
> Geschwisterchen
> kommt.

Es gibt zahllose Erziehungsratgeber, in denen Sie nachlesen
können, wie Sie (vielleicht) aus diesem Dilemma herauskom-
men. Doch obgleich das Problem so alt ist wie die Menschheit,
hat man immer noch kein Patentrezept gefunden; allenfalls
bekommen Sie ein wenig Hilfestellung. So empfiehlt es sich
zum Beispiel dringend, alle anstehenden Erziehungsschlachten
(Topf, Essen, Bettzeit) für eine Weile zu unterbrechen, wenn das
zweite Kind da ist. Sonst bekommt das ältere zu leicht das
Gefühl: Keiner hat mich mehr lieb! Machen Sie Ihrem »großen«
Kind klar, daß das Großsein auch Vorteile hat: Es darf mit den
Eltern zusammen Abendbrot essen und vielleicht sogar ein
bißchen Fernsehen, während das »kleine« schlafen muß.

Haben Sie Verständnis für sein Gefühle, aber bremsen Sie es vor übereilten Taten und führen Sie es nicht in Versuchung, indem Sie es mit dem neuen Baby allein lassen.

Verstehen Sie, daß jetzt die große Zeit für die Vater-Kind-Beziehung gekommen ist, und nutzen Sie sie. Nun können die beiden gemeinsam tolle Dinge unternehmen, während Mama mit dem Baby zu Hause bleiben muß. Aber machen Sie sich keine Illusionen: Ganz aufhören wird die Eifersucht zwischen den Geschwistern nie. Allenfalls haben Sie hier und da mal kurze Verschnaufpausen, etwa dann, wenn Sie oder die Kinder Bach-Blüten nehmen.

Welche Blüten für das Kind?

- Wenn das ältere Kind aggressiv wird, sobald man sich mit dem Baby befaßt: **Holly**
- Wenn es klammert und verhindern will, daß Sie sich um das Kleine kümmern: **Chicory**
- Wenn es Angst hat, daß Sie es nicht mehr liebhaben: **Mimulus**
- Wenn Ihr Kind alles tut, um im Mittelpunkt zu stehen: **Heather**
- Wenn es sich äußerlich nichts anmerken läßt, aber Sie spüren, wie es unter der vermeintlichen Zurücksetzung leidet: **Agrimony**
- Während der Trennung, wenn die Mutter noch im Krankenhaus ist: **Honeysuckle, Star of Bethlehem**
- Wenn Sie dem Kind die Gewöhnungsphase erleichtern wollen: **Walnut**

Welche Blüten für die Mutter?

- Wenn Sie das Gefühl haben, alles wächst Ihnen über den Kopf: **Elm**
- Wenn Ihre Nerven Sie im Stich lassen und Sie Angst haben, ungerecht zu werden: **Beech**
- Wenn Sie Schuldgefühle haben, weil Sie befürchten, daß Ihr Ältestes zu kurz kommt: **Pine**
- Wenn Sie innerlich unruhig sind und Entscheidungsschwierigkeiten haben: **Scleranthus**

Einzelgänger

Sie sind beunruhigt, weil sich Ihr Kind ganz anders verhält, als Sie es erwartet haben. Es hat keine Freunde, gehört zu keiner Clique, nie ruft jemand aus der Schule bei ihm an. Statt dessen ist es gern mit Erwachsenen zusammen, liest viel, beschäftigt sich meistens allein. Kann das denn normal sein?

Das kommt darauf an: Es gibt Kinder, die so introvertiert sind, daß sie mit Gleichaltrigen nichts am Hut haben und den Kontakt auch nicht vermissen. Sie sind ihrem Alter meist voraus, gern allein und immer beschäftigt. Ihnen fehlt offensichtlich nichts. Wenn das bei Ihrem Kind auch der Fall sein sollte, so versuchen Sie bitte nicht, Ihren Einzelgänger um jeden Preis zu ändern. Lassen Sie ihn in Ruhe und akzeptieren Sie, daß sein Verhalten ein Teil seines Charakters ist. Viele berühmte Leute waren in ihrer Kindheit Einzelgänger.

Wenn Ihrem Kind nichts fehlt, versuchen Sie nicht, es um jeden Preis zu ändern.

Vielleicht hat Ihr Kind erst in späteren Jahren Interesse an anderen Menschen, oder es sucht sich seine Freunde in einer anderen Altersgruppe.

Etwas anderes ist es natürlich, wenn Ihr Kind die Rolle des Einzelgängers nicht freiwillig übernommen hat. Wenn es unter dem Alleinsein leidet, zu schüchtern ist, sich Freunde zu suchen, oder ängstlich und unsicher ist, können Sie sanft(!) versuchen, ihm die Möglichkeit zu verschaffen, Gruppengefühl und Selbstbewußtsein zu erlernen. Sportvereine und Jugendgruppen beispielsweise bieten dazu eine gute Gelegenheit – wenn sich Ihr Kind bereit erklärt, dorthin zu gehen. Verzichten Sie aber auf jede Art von Druck.

Tip

Keine vorschnellen Zuordnungen. Es ist gar nicht so einfach herauszufinden, ob es sich bei Ihrem Kind um einen freiwilligen oder unfreiwilligen Einzelgänger handelt! Bach-Blüten können Ihnen dabei helfen.

Welche Blüten für die Mutter?

- Wenn Sie Angst haben müssen, daß es zum Prügelknaben wird: Gorse
- Wenn Sie sich Sorgen machen, daß Ihr Kind zu sehr zum Eigenbrötler wird: Red Chestnut

Welche Blüten für das Kind?

- Wenn es Schwierigkeiten im Umgang mit anderen Menschen hat und allzuoft abgelehnt wird: Water Violet, Chicory
- Wenn die Isolation nicht freiwillig ist, sondern eine Folge von Unsicherheit oder einem Mangel an Selbstbewußtsein: Larch
- Wenn es Angst vor Ablehnung hat: Mimulus, Gentian
- Wenn es sich nicht zu anderen Kindern traut, weil es noch zu sehr mit Ihnen verbunden ist und klammert: Honeysuckle, Walnut
- Wenn es sich wegen einem großen Herzeleid zurückzieht: Star of Bethlehem, Sweet Chestnut
- Wenn es die anderen Kinder »zu doof« findet: Beech
- Wenn es nach einem Umzug Schwierigkeiten hat, Kontakte zu schließen: Walnut
- Wenn es so tut, als ob ihm das Alleinsein überhaupt nichts ausmacht: Agrimony
- Wenn es sich für etwas Besseres hält: Water Violet

Erkältung

Wenn Ihr Vorschulkind sehr häufig unter Erkältungen leidet, dann hat das ganz sicher damit zu tun, daß es durch den Kindergarten oder die Krippe ständig fremden Viren ausgesetzt ist und sich zunächst einmal ein funktionsfähiges Abwehrsystem aufbauen muß. Was Sie in solchen Fällen tun können, damit sich Ihr Kind trotz der vielen Erkältungen ein wenig besser fühlt, können Sie auf Seite 93 unter dem Stichwort »Kinderkrankheiten« nachlesen. Aber wenn ihm die Nase ständig läuft und der Brüllhusten kein Ende nimmt, dann sollten Sie einmal darüber nachdenken, weshalb Ihr Kind »die Nase voll« hat – oder wem es »etwas husten möchte«.

Ein Dauerschnupfen ist nämlich häufig auch ein Ausdruck tiefer Betroffenheit, ein ohnmächtiger Protest und ein »hochgezogener« Ärger. Demgegenüber ist Husten oft ein Ausdruck der Aggression, eine Beschimpfung, ein nonverbaler Protest. Auch hinter Halsschmerzen verbergen sich häufig nicht ausgesprochene Beschimpfungen.

   Wenn Ihr Kind also wieder einmal erkältet ist, versuchen Sie herauszufinden, worüber es sich vor drei Tagen geärgert hat. In solchen Fällen können nämlich Bach-Blüten sehr hilfreich sein. Auch wenn Sie die Ursache der ständigen Erkältungen nicht sofort herausfinden, können Bach-Blüten Ihrem Kind Erleichterung verschaffen: Sie bewirken zwar absolut nichts gegen die Viren, aber viel gegen die schlechte Stimmung, die eine Folge der Krankheit ist.

Welche Blüten?

- Bei Erkältungen, hinter denen auch Frust, Betroffenheit, Ekel und ohnmächtiger Ärger stehen:
  Crab Apple, Holly, Star of Bethlehem, Willow
- Bei Husten, hinter dem eine personengerichtete Aggression steckt: **Beech, Holly**
- Bei Apathie: **Wild Rose**
- Bei Kraftlosigkeit: **Olive**
- Bei starken Krankheitsgefühlen: **Crab Apple**

Essensprobleme

FALLBEISPIEL

7.5.   Die zehnjährige Cornelia, die mit ihrer Mutter in die Praxis kommt, ist auffällig dünn und blaß. Die Mutter berichtet besorgt, daß das Kind fast nichts essen könne. Sie sei mit ihr von einem Arzt zum anderen gelaufen, doch nichts habe geholfen. Nun hätte Cornelia von Ärzten die Nase voll, sie weigere sich, noch irgend etwas mit sich machen zu lassen. Sie hatte sich, so schien es, aufgegeben, und sie wollte auch keine Bach-Blüten. Es gelang der Ärztin schließlich mit viel Geduld, Cornelia zu überreden, das Fläschchen wenigstens ein paarmal am Tag in die Hand zu nehmen.

28.5. Sie habe die Anordnung der Ärztin sehr gewissenhaft befolgt, berichtet die Mutter. Das Resultat ist erfreulich. Cornelia ist nun auch bereit, die Bach-Blüten-Mischung, die ihr die Ärztin zusammenstellt, einzunehmen.

14.6. Als Cornelia die Praxis betritt, registriert die Ärztin mit Freude, daß das Kind zugenommen hat. Es geht ihr, erzählt sie freiwillig, zum ersten Mal seit langer Zeit spürbar besser.

Welche Zauberblüte sie denn gegeben hat, wollte ich (die Autorin) von der Ärztin wissen. Die Ärztin lacht: »Ich habe keine Ahnung! Gottseidank weiß ich bei den meisten Blüten gar nicht, wogegen sie geeignet sind. Meiner Ansicht nach verfälscht das Wissen die Intuition. Wenn ich weiß, welche Blüte wogegen ist, arbeite ich mit dem Verstand, und dann geht mir die Intuition verloren. Der Verstand steht meiner Erfahrung nach der Therapie sowieso fast immer im Wege.«

Die praktische Ärztin arbeitet viel mit alternativen Therapien und ist Spezialistin in der Allergiebehandlung durch Bioresonanz. Daher hat sie auch eine ungewöhnliche Methode herauszufinden, welche Blüte für das kranke Kind geeignet ist: Sie verwendet den sogenannten Resonanztest. Das bedeutet: Sie zeigt den Kindern Bilder von Bach-Blüten und ermittelt durch Bioresonanz, welche Blüten für den Patienten in Frage kommen. »Ich verwende dabei nur die Blüten-Karten«, erklärt sie. »Da ist die Schwingung nicht so stark wie bei den Fläschchen.«

Von den fünf bis sechs Blüten, die so in die engere Wahl kommen, bleiben dann schließlich ein bis zwei Essenzen übrig. »Grundsätzlich«, so die Ärztin, »sind es ohnehin meist nur 5 bis 6 Blüten, die für Kinder in Frage kommen. Meiner Erfahrung nach sind die Chestnut-Blüten und Crab Apple besonders kindgerecht.«

Eine der klassischen Bühnen für den Machtkampf zwischen Kindern und Eltern ist der Eßtisch, und in dieser Schlacht sind beide Parteien oft bis in die Zähne bewaffnet.

»Mag ich nicht.« – »Schmeckt mir nicht.« – »Kein Hunger.« – Das sind die Waffen der Kinder, und dahinter verbirgt sich fast immer ein Angriff auf die Mutter oder die Person, die in der

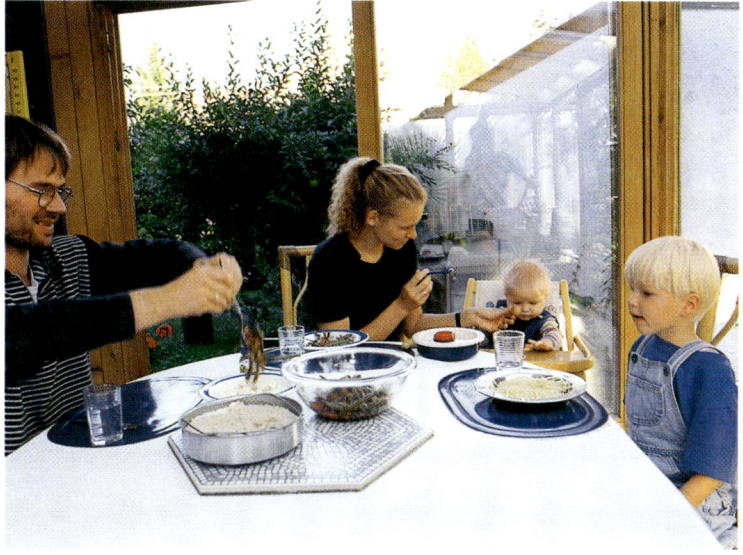

Machen Sie den Eßtisch nicht zur Erziehungsstätte.

Familie fürs Essen zuständig ist. Aber auch Eltern neigen dazu, den Eßtisch zur Erziehungsstätte umzufunktionieren: Benimmregeln, Diskussionen über schlechte Schulnoten, Vorschriften darüber, was gegessen werden muß und wie, tragen nicht gerade dazu bei, das gemeinsame Mahl zum Vergnügen werden zu lassen.

Wenn Sie vermeiden wollen, daß Essen bzw. Nichtessen in Ihrer Familie zum Machtkampf wird, sollten Sie möglicherweise einmal darüber nachdenken, worüber Sie beim Mittagstisch in der Kantine gern reden und worüber nicht und wie es Ihnen schmecken würde, wenn Ihr Chef Ihnen während der Suppe ständig Vorhaltungen machte.

Und wenn Sie schon mal dabei sind, wäre das vielleicht auch ein Anlaß zu überdenken, welche der klassischen Elternforderungen Sie bisher nachgebetet haben, ohne sich Gedanken darüber zu machen, ob sie nun sinnvoll sind oder nicht. Zum Beispiel diese:

- Es wird gegessen, was auf den Tisch kommt. – Warum eigentlich?
- Man muß seinen Teller leer essen. – Wer sagt das?

Vorurteile beim Essen

- Wer das Hauptgericht nicht ißt, bekommt auch keinen Nachtisch. – Dann wird das Essen mit Belohnung und Strafe verwechselt.
- Gemüse ist gesund und muß gegessen werden. – Salat tut's auch.
- Kinder müssen Milch trinken. – Was spricht gegen Fruchtjoghurt?
- Zwischen den Mahlzeiten gibt's nichts. – Warum eigentlich?
- So viele arme Kinder müssen hungern und du ... – Das ist leider richtig, aber diese armen Kinder werden auch nicht davon satt, wenn Ihr Kind seinen Teller leer ißt.

Alle diese alten Hüte sind längst aus ernährungswissenschaftlicher und erst recht aus pädagogischer Sicht widerlegt – und machen trotzdem vielen Kindern das Leben schwer. Kein Wunder, daß sie rebellieren und es ihren Eltern durch Verweigerung heimzahlen. Mit dem Essen ist es wie mit dem Schlaf und der Liebe: Man kann niemanden dazu zwingen.

Welche Blüten für das Kind?

- Wenn Ihr Kind sich vor vielen Nahrungsmitteln ekelt: **Crab Apple**
- Wenn es nachts Heißhunger bekommt: **Scleranthus**
- Wenn es Sie mit Essensverweigerung erpreßt: **Vine, Chicory**
- Wenn es nicht essen kann, weil es unter Druck steht: **Cherry Plum**
- Wenn ihm ein Kloß im Hals sitzt: **Holly, Agrimony**
- Wenn das Kind vor Kummer keinen Bissen herunterkriegt: **Star of Bethlehem**

Welche Blüten für die Mutter?

- Wenn Sie Angst haben, daß Ihre Tochter bulimisch wird: **Mimulus**

Familienkrise

Familienkrisen – so unterschiedlich der Anlaß auch sein mag – haben eins gemeinsam: Sie tun mehr als nur weh. Sie rütteln an den Grundfesten der Existenz und stürzen alle Beteiligten in ein großes gefühlsmäßiges Chaos. Ob es die Trennung der Eltern ist, ein schwerer Unfall, eine ernste Krankheit oder die Tatsache, daß eines der Kinder im Kaufhaus beim Klauen erwischt wurde: Die Emotionen liegen bloß, und es herrscht das Gefühl, in einer Sackgasse gelandet zu sein oder schlimmer, in einem tiefen schwarzen Loch, aus dem man nicht mehr herauskommt.

Jeder Mensch reagiert in einer solchen Krisensituation unterschiedlich: Manche sind nach außen hin stark, aber zerbrechen innerlich. Manche erstarren in ihrem Schmerz. Andere geben sich ihrem Schmerz völlig hin. Manche suchen Trost. Andere lassen niemand an sich heran. Viele solcher Krisen heilt die Zeit.

Wenn Sie das Gefühl haben, es ohne Hilfe nicht zu schaffen, könnte Ihnen eine Familientherapie helfen. Doch als akutes Mittel haben sich Bach-Blüten immer wieder bewährt – und zwar bei allen Familienmitgliedern.

Welche Blüten?

- Grundsätzlich für alle akuten Fälle: **Rescue**
- Für alle, die sich als schuldloses Opfer böser Mächte fühlen: **Willow**
- Für alle, die vor Traurigkeit nicht essen und nicht mehr schlafen können: **Star of Bethlehem, Mustard**
- Für alle, die total verzweifelt sind, sich im Stich gelassen fühlen und das Gefühl haben, daß ihnen ohnehin niemand helfen kann: **Sweet Chestnut**
- Für alle, die in Panik geraten: **Rock Rose**
- Für alle, die die Zähne zusammenbeißen, aber innerlich zerbrechen: **Oak, Agrimony**
- Für alle, die das Leid mit sinnloser Wut erfüllt: **Holly**
- Für alle, die in tiefer Hoffnungslosigkeit erstarrt sind: **Gorse, Gentian**
- Wenn die Trennung der Eltern beschlossene Sache ist und die Kinder sich damit abfinden müssen: **Walnut**
- Für alle, die überzeugt sind, die Schuld an der Krise zu tragen: **Pine**

- Für diejenigen, die alle Lebensfreude verloren haben:
  Sweet Chestnut
- Für diejenigen, die sich für »schlecht« halten:
  Crab Apple, Pine
- Für diejenigen, die durch ihre Aggressionen die Situation noch verschlimmern: **Holly**
- Für diejenigen, die nicht über ihr Problem reden können:
  Agrimony
- Für diejenigen, die jedes Mal eine solche Situation für ihren eigenen Vorteil nutzen: **Beech, Chicory, Vine**
- Für die, die sich mit jedem Krach in Szene setzen wolen:
  Heather

Fremdeln, siehe Schüchternheit

Freunde (siehe auch Einzelgänger)

Eltern wissen meistens, wie wichtig Freunde für die Entwicklung ihres Kindes sind. Denn nur von ihnen können Kinder – ohne den Schutz der Familie – die sozialen Spielregeln lernen, die für ihr ganzes künftiges Leben wichtig sind. Deshalb sind Väter und Mütter sehr beunruhigt, wenn sich die Freundschaften ihrer Kinder nicht so entwickeln, wie sie sich das erhoffen: Die Freunde wechseln zu häufig. Es sind »die falschen«. Die Freundschaft zerbricht. Oder, für viele Eltern am allerschlimmsten: Das Kind hat keine Freunde. Eben weil Eltern wissen, wie wichtig Freundschaften sind, neigen sie dazu, sich häufiger einzumischen, als ihren Kindern gut tut.

Tip

Geben Sie Ihrem Kind die Chance, andere Kinder zu treffen und nehmen Sie sie herzlich bei sich auf. Aber versuchen Sie nicht, krampfhaft Freundschaften mit den »richtigen« Kindern zu stiften. Das geht nie gut.

Geben Sie Ihrem Kind die Gelegenheit, seine eigenen Freunde zu finden, auch dann, wenn Sie sie nicht mögen. Halten Sie sich raus, wenn sich die Kinder streiten. Sie versöhnen sich meist schneller, als Sie glauben. Und: Trösten Sie Ihr Kind, wenn eine Freundschaft in die Brüche geht. Das tut genau so weh wie (später) Liebeskummer. Wenn Ihr Kind keine Freunde hat, gibt es zwei Möglichkeiten: Ihr Kind ist sich selbst genug und braucht keine Freunde (siehe »Einzelgänger«). Oder aber es hätte gern Freunde, aber es klappt nie. Es ist und bleibt der Außenseiter, und Sie wissen, wie sehr es darunter leidet. Krampfhafte Versuche Ihrerseits helfen fast nie. Wenn Ihr Kind über lange Zeit keinen Versuch macht, mit mindestens einem Kind Kontakt aufzunehmen, sollten Sie möglicherweise einen Kinderpsychologen zu Rate ziehen. Aber zunächst können Sie es mit Bach-Blüten versuchen.

Welche Blüten?

- Wenn das Kind sich nicht durchsetzen kann und sich immer wieder von anderen Kindern ausnützen läßt: **Centaury**
- Wenn es völlig lustlos, apathisch und teilnahmslos ist und »Null Bock« hat: **Wild Rose**
- Wenn es immer wieder versucht, durch negatives Verhalten auf sich aufmerksam zu machen: **Chicory, Vine**
- Wenn Ihr Kind schnell ungeduldig wird, weil nicht alle nach seiner Pfeife tanzen: **Impatiens**
- Wenn Ihr Kind dazu neigt, der Außenseiter zu sein, wenig sagt, leicht ein wenig arrogant wirkt und die anderen » doof« findet: **Water Violet**
- Wenn Ihr Kind nichts lieber hätte als Freunde, sich aber vor Schüchternheit nicht traut, auf andere zuzugehen:
  Larch, Mimulus
- Wenn Ihr Kind aneckt, weil es die anderen herumkommandiert und der Anführer sein will: **Vine**
- Wenn es sich als Besserwisser unbeliebt macht: **Beech**
- Wenn Ihr Kind zu verträumt und realitätsfremd ist:
  Clematis
- Wenn es durch ständige Aggressionen alles zerstört: **Holly**
- Wenn die Freunde täglich wechseln: **Wild Oat**

Geschwisterstreit (siehe auch Eifersucht)

Halten Sie sich so weit wie möglich raus, wenn Ihre Kinder streiten.

Das ist ein Klassiker in allen Familien mit mehr als einem Kind. Geschwister streiten, kaum daß sie sprechen können, endlos und mit großer Befriedigung über die lächerlichsten Dinge. Egal ob Sie zwei Söhne, zwei Töchter oder ein Pärchen haben, die Kinder finden immer etwas, worüber sie, bisweilen mit sehr unfeinen Methoden, in die Haare geraten. Neid, Eifersucht, Machtansprüche, Besitzverhältnisse, Langeweile – Gründe gibt es mehr als genug. Mal gewinnt die eine Partei, mal die andere. Streit gehört zu Geschwistern wie Sauce zum Braten. Und auch wenn es nicht so aussehen mag: Streiten macht bisweilen durchaus Spaß. Und was man dabei nicht alles lernen kann: die Messer zu wetzen (bildlich gesprochen), Triumphe zu genießen, Niederlagen einzustecken, Strategien auszuprobieren und Positionen zu behaupten. Kurz: Streiten bildet sehr. Dummerweise können das die meisten Eltern nicht verstehen, und billigen schon mal gar nicht. Sie sind genervt. Und sie haben immer das Gefühl, eingreifen und Frieden stiften zu müssen. Weil sie den wahren Grund der Auseinandersetzung meist nicht rauskriegen, neigen sie dazu, die falsche Partei zu ergreifen (meist die des jüngeren Kindes).

Grundregel eins für Eltern: Raushalten, wann immer möglich! Kinder müssen lernen, ihre Probleme selbst auszutragen. Allerdings haben sie kein Recht, ihren Eltern damit den Verstand zu rauben. Wenn Sie es nicht mehr aushalten, helfen Bach-Blüten, kritische Situationen zu entschärfen.

Welche Blüten?

- Wenn Neid (worauf auch immer) die Wurzel allen Übels ist: **Holly**
- Wenn ein Kind versucht, immer im Mittelpunkt zu stehen: **Heather**
- Wenn eines immer versucht, das andere unterzubuttern: **Vine**
- Wenn Intoleranz und Überheblichkeit unerträglich werden: **Beech**

- Wenn die Aggressionen kochen: **Holly**
- Wenn die Nörgelei nicht auszuhalten ist: **Beech**
- Wenn das jüngere Kind das Gefühl hat, immer im Schatten zu stehen: **Larch**
- Wenn einer immer alles für sich allein haben will: **Heather**
- Wenn sich einer der Streithähne immer unfair an die Eltern klammert: **Chicory**
- Wenn das ältere Kind häufig sehr gereizt und ungeduldig reagiert: **Impatiens**
- Wenn einer (oder beide) das Gefühl haben, immer ungerecht behandelt zu werden (»Immer ich!«):   **Willow**
- Wenn einer sich nie wehren kann: **Centaury**
- Wenn immer wieder um das gleiche gestritten wird:
  Chestnut Bud
- Wenn einer auf Recht beharrt, obgleich er weiß, daß er im Unrecht ist: **Cherry Plum**
- Wenn eines der Kinder um des lieben Friedens willen immer nachgibt: **Agrimony**
- Wenn für eines der Kinder nach einem Streit immer die Welt zusammenbricht: **Star of Bethlehem, Sweet Chestnut**
- Wenn ein Kind das andere ständig überführt:
  Beech, Vervain

Heimweh

Für Heimweh gibt es glückliche und traurige Anlässe: Eine Klassenfahrt, eine Reise zu den Großeltern, ein Krankenhausaufenthalt, ein Umzug, die Trennung der Eltern. Eltern haben die schwere Aufgabe, ihrem Kind einerseits die Loslösung vom Elternhaus zu erleichtern, ihm andererseits aber auch beizustehen, damit der erste Schritt in die Unabhängigkeit nicht gar so schmerzhaft wird. Oft ist das auch für die Eltern nicht leicht. Da schwanken sie zwischen Herzeleid, Trennungsschmerz, Verantwortungsbewußtsein und »Vernunft«.

In diesem Fall ist es besonders ratsam, daß Eltern und Kinder die Blütenessenzen einnehmen. Wenn das Kind verreist und Sie ahnen, daß Heimweh ein Problem sein wird, sollten Sie ihm die Blüten ins Gepäck tun!

Welche Blüten?

- Wenn das Kind verreist ist, Sie wissen, daß es gut aufgehoben ist, aber es ständig über Heimweh klagt: **Honeysuckle**
- Wenn das Kind in eine neue Klasse kommt: **Walnut**
- Bei einem Umzug: **Walnut**
- Wenn das Kind ins Krankenhaus muß:
  Honeysuckle, Star of Bethlehem, Cherry Plum, Willow
- Wenn ein Elternteil nach der Trennung das Haus verläßt:
  Honeysuckle, Star of Bethlehem
- Wenn die Mutter zu sehr klammert und jeden Tag anruft:
  Red Chestnut

Heuschnupfen (siehe auch Allergie)

Heuschnupfen kommt von allen Allergien am häufigsten vor. Das Kind ist allergisch gegen eine Substanz, die es einatmet; meist handelt es sich dabei um Pollen. Die Schleimhäute in der Nase schwellen an und führen dazu, daß die Nase läuft; die Augen werden rot, jucken und tränen; das Kind fühlt sich müde, schlapp, erschöpft und in hohem Maße unwohl. In manchen Fällen verursachen die Atemschwierigkeiten sogar einen Asthmaanfall.

Die beste Methode, einen Heuschnupfen zu vermeiden, besteht natürlich darin, es nicht der Art von Pollen oder Blütenstaub auszusetzen, gegen die es allergisch ist; aber das ist oft leichter gesagt als getan. Auch Bach-Blüten können die Allergie nicht heilen, aber sie können dazu beitragen, den Zustand erträglicher zu machen.

Welche Blüten?

- Wenn das Kind sich extrem unwohl fühlt und rasche Erleichterung braucht: **Rescue**
- Gegen Apathie: **Wild Rose**
- Gegen den Schleim, die Tränen und den Juckreiz:
  Crab Apple

- Gegen Schwäche und Müdigkeit: **Olive**
- Wenn das Kind gegen jemand allergisch ist: **Holly**
- Wenn sich das Kind als Opfer der Allergie empfindet:
  Willow

Hyperaktivität – das Zappelphilippsyndrom

1.3. Als der sechsjährige Gregor ins Behandlungszimmer kommt, hat er nahezu das gesamte Wartezimmer auf den Kopf gestellt. Die Diagnose ist klar und schon von vielen Ärzten, zu denen die verzweifelte Mutter ihren Zappelphilipp geschleppt hatte, gestellt worden: Hyperaktivität. Geholfen hat bisher nichts.
Die Ärztin schlägt vor, vor Beginn der Behandlung zunächst einmal eine Schwermetall-Entfernung durchzuführen. »Hypermobile Kinder«, so die Ärztin, »sind fast immer schwermetallbelastet, und zwar bleibelastet, weil sie zu nahe an einer Hauptverkehrsstraße oder Autobahn leben. Da muß zunächst einmal das Blei aus dem Körper ausgeleitet werden. Erst dann kommt der Wesenszug zum Vorschein, der durch das Blei verdeckt wurde.«

15.3. Die Ärztin stellt fest, daß der Wesenszug, der zu Gregors Hyperaktivität geführt haben könnte, eine fast zerstörerische Aggressivität ist, die vor allem dann zutage tritt, wenn das Kind unter Druck steht. Sie verordnet Cherry Plum und Holly.

15.4. Als Gregor mit seiner Mutter in die Praxis kommt, lächelt der Junge zum ersten Mal. Er sei wie ausgewechselt, berichtet die Mutter. Natürlich sei er immer noch sehr lebhaft, aber die zerstörerische Seite seiner Aktivität hätte sich fast völlig gelegt. Zum ersten Male kämen Kinder zum Spielen zu ihm. Die hocherfreute Ärztin empfiehlt dringend, die Mischung dennoch bis auf weiteres beizubehalten.

Falls Sie den Verdacht haben, daß Ihr unbändiges, nimmermüdes, zappeliges und bisweilen nervtötendes Energiebündel, das kaum Schlaf braucht und Eltern und Lehrer pausenlos auf Trab

FALLBEISPIEL

hält, »hyperaktiv« sein könnte – hier ein paar Fakten: Umfragen unter amerikanischen Eltern haben ergeben, daß 50% von ihnen zumindest zeitweise den Verdacht haben, daß ihr Kind hyperaktiv sein könnte, und Lehrer stufen fast ein Drittel ihrer Schüler in diese Kategorie ein. Zum Vergleich: Der echte Anteil an hyperaktiven Kindern liegt bei etwa einem Prozent. Wer dazu gehört, muß nach Meinung der Ärzte die folgenden Symptome zeigen:

Symptome für Hyperaktivität

- Konzentrationsstörungen
- Erhöhte Ablenkbarkeit
- Psychomotorische Unruhe
- Schwäche im Leistungsverhalten
- Probleme mit der sozialen Umgebung

Nur – wer hat nicht zumindest zeitweise den Verdacht, daß alle diese Einstufungen auf sein wildes Kind zutreffen? Über die Ursachen der echten Hyperaktivität gibt es auch heute noch keine einheitliche Meinung. Manche Experten halten sie für eine Ernährungsstörung, andere für eine neurologische Auffälligkeit, wieder andere für die Reaktion auf schwierige familiäre Umstände. Tatsache ist jedoch: Viele medizinisch nachgewiesene hyperaktive Kinder sind sehr unglücklich, sie fühlen sich abgelehnt und ungeliebt, und die Reaktion der überforderten Eltern trägt noch dazu bei, dieses Gefühl zu verstärken.

So entsteht ein Teufelskreis, aus dem man ohne fremde Hilfe nicht mehr herauskommt. Ganz gleich, ob die Ursache organisch oder psychosomatisch ist – es wird eine Weile dauern, bis die Diagnose feststeht und die Therapie Erleichterung bringt.

Beachten Sie

Überlegen Sie es sich reiflich, ob Sie das Medikament Ritalin, das Ihnen der Kinderarzt möglicherweise vorschlägt, anwenden wollen. Zwar werden damit oft verblüffend gute Resultate erzielt, aber ob man ein Kind, bloß weil es »schwierig« und »anstrengend« ist, unter Dauermedikation stellt, sollte gründlich überlegt sein.

In vielen Fällen verschaffen Bach-Blüten Eltern und Kindern spontane Erleichterung. Allerdings können sie die notwendige medizinische und/oder psychotherapeutische Behandlung nicht ersetzen, sondern nur unterstützen. Große Wirkung haben sie dagegen in den vielen Fällen, in denen die Kinder nur nach Ansicht ihrer Eltern »hyperaktiv« sind. Auch hier gilt: Kinder und Eltern sollten die Essenzen einnehmen!

- Wenn das Kind extrem unruhig und zappelig ist: **Impatiens**
- Wenn das Kind so unter Druck steht, daß es zu platzen scheint: **Cherry Plum**
- Wenn das Kind trotzig, aggressiv, fordernd und zerstörerisch ist: **Holly**
- Wenn es hysterisch reagiert: **Cherry Plum**
- Wenn es sich für zu viele Dinge gleichzeitig begeistert: **Vervain, Wild Oat**

Welche Blüten für das Kind?

- Gegen Ungeduld und Gereiztheit: **Impatiens**
- Wenn Sie im Selbstmitleid baden (Warum ausgerechnet ich?): **Willow**
- Wenn Sie mit den Nerven völlig am Ende sind: **Sweet Chestnut, Gorse**
- Wenn Sie mit Ihrem Kind vor lauter Sorge von einer Behandlung zur anderen gehen: **Red Chestnut**
- Wenn Sie seelisch und körperlich fertig sind: **Olive**

Welche Blüten für die Eltern?

Kinderkrankheiten

Kinderkrankheiten sind ein unabänderlicher Bestandteil der Kindheit. Obgleich die Kleinen heute gegen vieles geimpft sind, bleiben immer noch genügend Infektionskrankheiten übrig, gegen die sie nicht immun sind. Das ist auch gut so, denn Großwerden ist eine anstrengende Angelegenheit, und die altersbedingten Wehwehchen sorgen für die notwendige Ruhepause, die die Kinder vor dem nächsten wichtigen Entwicklungsschritt unbedingt brauchen. Insofern sind Kinderkrankheiten eine sehr weise Einrichtung der Natur, gegen die man sich möglichst auch nicht wehren sollte.

Sie behandeln nicht die Krankheit, sondern den Gefühlszustand, in dem sich Ihr krankes Kind befindet.

Die Bach-Blüten werden auch nicht »gegen die Kinderkrankheiten« eingesetzt (da könnten sie auch wenig bewirken), sondern gegen das gefühlsmäßige Tief, das häufig mit einer Erkrankung verbunden ist. Wenn Sie die richtige Blüte wählen, wird Ihr krankes Kind zwar genauso Husten, Schnupfen, Fieber, Kopfweh und Ausschlag haben – aber es macht ihm nicht mehr so viel aus! Dadurch, daß es sehr viel entspannter mit dem Kranksein umgeht, wird die körpereigene Immunabwehr gestärkt, und das Kind kann schneller und leichter mit der Erkrankung fertig werden.

Welche Blüten?

- Wenn Ihr Kind ziemlich wehleidig ist und die ganze Zeit von Ihnen bedauert und bemuttert werden möchte: **Chicory**
- Wenn es nörgelig und sehr unleidlich ist: **Beech**
- Wenn es nach außen hin sehr tapfer ist, innerlich aber furchtsam und ganz klein: **Agrimony**
- Wenn es völlig apathisch und wie ein Häufchen Elend im Bett liegt: **Wild Rose**
- Wenn es sehr reizbar und ungeduldig und nur mit Mühe im Bett zu halten ist: **Impatiens**
- Wenn es sehr ängstlich und nervös ist: **Mimulus**
- Wenn es sehr aggressiv ist und viel schreit: **Holly**
- Wenn es sich mit seiner Krankheit enorm wichtig vorkommt und pausenlos darüber redet: **Heather**
- Wenn es keinen an sich heran läßt: **Water Violet**
- Wenn es die gesamte Familie herumkommandiert: **Vine**
- In allen akuten Fällen: **Rescue**
- Wenn es juckt, beißt, kratzt und die Nase läuft: **Crab Apple**
- Bei einem Rückfall: **Gentian, Chestnut Bud**
- Bei starker Erschöpfung: **Olive**

Kontaktschwierigkeiten, siehe Einzelgänger, Freunde, Schüchternheit

Liebeskummer

Wenn die Schulnoten dramatisch absinken, die geheimen Konferenzen mit dem besten Freund, der besten Freundin kein Ende nehmen, die Tür zum Kinderzimmer eisern geschlossen bleibt und der verheulte Nachwuchs nur dann auftaucht, wenn das Telefon klingelt – um tief enttäuscht wieder zu verschwinden, wissen alle Familienmitglieder, was los ist. Aber leider haben die Großen eine merkwürdige Einstellung: Sie glauben allen Ernstes, Liebeskummer sei etwas für Erwachsene. Die dürfen darunter leiden. Da hat jeder Mitgefühl. Aber Kinder doch nicht! Was wissen Kinder und Jugendliche schon von Liebe!

Da müssen die Eltern dazulernen: Liebeskummer tut immer weh, ganz gleich, ob man vier, vierzehn oder vierundsechzig ist. Das Gefühl, zu lieben und nicht (mehr) widergeliebt zu werden, verursacht Leid. Eltern sind dazu da, in diesem Leid zu trösten. Sie brauchen nicht mal was zu sagen, wenn das Kind nicht darüber sprechen will. Sie brauchen nur zu verstehen, zu geben: Ich weiß, daß du leidest, und ich habe großes Mitgefühl, denn auch ich habe das schon einmal erlebt.

Bach-Blüten können helfen, die angeknackste Seele zu trösten. Aber hüten Sie sich, mit dem Fläschchen angerannt zu kommen, wenn Ihr Kind Liebeskummer hat. Eine Abfuhr ist Ihnen so gut wie sicher. Mischen Sie die Tropfen unauffällig in ein Glas Saft und tun Sie, als wüßten Sie von nichts – so lange, bis Ihr Kind von sich aus zu Ihnen kommt.

Welche Blüten?

- Wenn der/die heiß Geliebte gerade Schluß gemacht hat und der Schock noch ganz frisch ist: **Star of Bethlehem**
- Wenn Sie Angst haben, daß sich Ihr Kind in seiner Verzweiflung etwas antut: **Cherry Plum**
- Wenn Ihr Kind glaubt, daß das ganze Leben zerstört sei und es nie wieder glücklich sein könne: **Sweet Chestnut, Gorse**
- Wenn Ihr Kind sich durch die unglückliche Affäre beschmutzt fühlt: **Crab Apple**
- Wenn es glaubt, ganz allein die Schuld an der zerbrochenen Liebe zu tragen: **Pine**

- Wenn es von Rachephantasien erfüllt ist, die weit über das normale Maß hinausgehen: **Holly**
- Wenn es seinen Kummer hinter einer Fassade der Heiterkeit verbirgt: **Agrimony**
- Wenn es nur noch in der Erinnerung lebt: **Honeysuckle**
- Wenn Sie Ihrem Kind den Loslösungsprozeß erleichtern möchten: **Walnut**

Migräne/Kopfschmerz

Die Veranlagung zu Migräne liegt häufig in der Familie. Migränekranke stammen oft aus einem Elternhaus, in dem es tabu ist, Gefühle zu zeigen. Auch Schulleistungen spielen in der Familie eine große Rolle. Aber Vorsicht vor allzu schnellen Schlußfolgerungen: Auch wenn beide Eltern unter Migräneanfällen leiden und wenn großer Wert auf Leistung gelegt wird, kann es sich bei den Schmerzen, unter denen das Kind ab und zu leidet, um ganz normale Kopfschmerzen handeln!

Wenn Ihr Kind über unerklärliche Kopfschmerzen klagt, sollten Sie mit ihm zum Arzt gehen.

Die typische Migräne kann bereits in der frühen Kindheit beginnen, wird aber meist erst in den Jahren vor Beginn der Pubertät richtig erkannt. Die klassischen Symptome sind Flimmern vor den Augen, Benommenheit, Übelkeit bis hin zum Erbrechen, Abgespanntheit und starke Reizbarkeit. Manche Kinder haben außerdem Bauchschmerzen. Während der Pubertät erreichen die Beschwerden dann oft ihren für die nächsten Jahre typischen Verlauf. Die Auslöser sind verschieden. Streß gehört dazu, möglicherweise auch eine allergische Reaktion. Die intensiven Schmerzen werden meist erträglicher, wenn man sich hinlegt. Erstaunlicherweise hindern die teils unerträglichen Schmerzen die Erkrankten nicht am Schlafen. Im Gegenteil: Oft ist Schlaf sogar die beste Methode, die Attacken zu überstehen – und auch die beste Art, sie zu beenden.

Bevor Sie Ihrem Kind regelmäßig starke Schmerzmittel verabreichen, sollten Sie mit Ihrem Arzt/Heilpraktiker über das Problem reden. Folgende Bach-Blüten können helfen:

- Wenn es in Ihrer Familie ein Problem ist, Gefühle zu zeigen:
  Agrimony, Cherry Plum, Water Violet
- Wenn Neid und Feindseligkeit die Ursache sind, die das Kind plötzlich gegen sich selbst richtet: **Holly**
- Wenn Ihr Kind sehr ehrgeizig ist: **Rock Water**
- Wenn es stark erfolgsorientiert ist:
  Vine, Vervain, Water Violet, Rock Water
- Wenn es sehr herrisch ist: **Vine**
- Wenn Ihr Kind zum Perfektionismus neigt:
  Crab Apple, Pine, Rock Water
- Wenn es sich überfordert fühlt und ständig in Angst lebt, Anforderungen nicht gewachsen zu sein:
  Olive, Elm, Centaury, Larch
- Wenn es dazu neigt, sich selbst für sein »Versagen« bestrafen zu wollen: **Pine, Larch, Cherry Plum**
- Wenn es die Migräne häufig als Vorwand benutzt, um seine Hausaufgaben nicht zu machen: **Hornbeam**
- Wenn es zu sehr »im Kopf« ist: **Crab Apple, Rock Water**
- Wenn es seine Verpflichtungen zu ernst nimmt: **Oak**

Welche Blüten?

Minderwertigkeitskomplexe (siehe auch Schüchternheit)

Oft sind es gerade die Kinder von starken, selbstbewußten Eltern, die Probleme mit dem Selbstwertgefühl haben. Sie finden sich häßlich (lange vor der Pubertät, aber dann wird es besonders auffällig.) Sie ordnen sich gern anderen Kindern unter, spielen bereitwillig stets die zweite Geige (am liebsten aber gar keine), trauen sich nichts zu, weder im Sport, noch in der Schule. Sie sind stets bemüht, nicht aufzufallen, und im Umgang mit Fremden so schüchtern, daß es den Eltern oft geradezu peinlich ist (den Kindern sowieso.) Eben weil sie so zurückhaltend sind, haben sie auch nicht die Erfolgserlebnisse, die ihnen so dringend gut täten, und so besteht die Gefahr, daß aus der anfänglichen Zurückhaltung im Laufe der Zeit ein ausgewachsener Minderwertigkeitskomplex wird.

Stärken Sie mit viel Geduld das Selbstvertrauen Ihres Kindes.

Es erfordert von den Eltern eine Menge Takt und Feingefühl, das Selbstbewußtsein des Kindes zu stärken, ohne die Holzhammermethode zu verwenden (»Stell dich nicht so an, du weißt doch genau, wie gut du das kannst...«). Geduld und nochmals Geduld sind notwendig, das Kind zu motivieren, Dinge selbst auszuprobieren, und es – nach gelungener Tat – zu loben, ohne herablassend zu wirken. Es ist ganz wichtig, daß Ihr Kind spürt: Es hat Ihr Vertrauen, denn nur dann kann es langsam beginnen, sein Selbstvertrauen zu stärken. Sie können ihm dabei mit einer Reihe von Blütenessenzen sanft zur Seite stehen.

Welche Blüten?

- Wenn Ihr Baby überdurchschnittlich stark fremdelt:
  Mimulus
- Wenn Ihr Kind leicht errötet und sich dafür erst recht schämt:
  Mimulus, Larch, Pine
- Wenn Ihr Kind sich beim Spielen oder in der Schule allzu willig unterordnet: **Larch, Centaury**
- Wenn Sie das Gefühl haben, Ihr Kind läßt sich allzu leicht unterdücken: **Centaury**
- Wenn Sie Angst haben, daß Ihr Kind sich zum Jasager entwickelt: **Centaury**
- Wenn sich Ihr Kind zu leicht beeinflussen läßt: **Cerato**
- Wenn es zu sehr klammert: **Chicory, Chestnut Bud**
- Wenn es sich zurückzieht, weil es sich häßlich, plump oder pickelig findet: **Crab Apple**
- Wenn es sich absolut nichts zutraut: **Gentian**
- Wenn es schuldbewußt zu Boden blickt, sobald man es nur anspricht: **Larch, Pine**

Mißbrauch

Und wenn die Eltern ihre Kinder noch so eindringlich mahnen, mit keinem Fremden zu gehen: Es sind in aller Regel nicht die Fremden, die den Kindern Schaden zufügen. Zumindest sind die von Fremden begangenen Delikte meist harmlos. Exhibitionisten, die mit herabgelassener Hose am Straßenrand stehen, fügen Kinderseelen fast niemals ernsten Schaden zu, allenfalls bekommen sie einen vorübergehenden Schreck, aber meistens finden sie den erregten Mann nur komisch.

Die wahren Missetäter, welche die Kinderseelen tief und nachhaltig verletzen oder sogar zerstören können, sind jedoch fast niemals Fremde. In drei von vier Fällen von sexuellem Mißbrauch stammen die Täter aus der Verwandtschaft des Kindes oder dem Bekanntenkreis der Eltern. 73 Prozent der Verbrechen finden in der Wohnung des Kindes oder des Täters statt. Glauben Sie niemals, in Ihrer Familie sei das völlig ausgeschlossen. Potentiell ist kein Kind vor Mißbrauch sicher. Sie sollten jedoch wissen, daß besonders gefährdet die Kinder sind, die nicht aufgeklärt wurden, wenig Zärtlichkeit und nur knappes Taschengeld bekommen und mit zu großem Respekt vor Erwachsenen aufwachsen.

Kein Kind ist vor Mißbrauch sicher, aber Sie können die Risiken senken.

Folgende **Warnsignale** sollten Sie mißtrauisch machen:
- Ihr Kind ist scheinbar grundlos verstört.
- Es hat Geld oder Spielsachen, deren Herkunft es nicht erklären kann.
- Risse und Infektionen im Genitalbereich
- Appetitlosigkeit
- Auffällige Kenntnisse über Sexualität
- Ihr Kind malt merkwürdige Zeichnungen, in denen Mißbrauchende groß und bedrohlich schwarz dargestellt sind.
- Es zeigt besondere Angst und Unterwürfigkeit gegenüber einer bestimmten Person (dem Mißbrauchenden).

Hinweise auf möglichen Mißbrauch

Wenn Sie den Verdacht haben, daß Ihr Kind mißbraucht worden ist, ist das Problem sicher nicht allein mit Bach-Blüten zu lösen. Aber in akuten Situationen oder als Rahmenbehandlung können Sie Blüten-Essenzen verwenden.

- Wenn das Kind vor Entsetzen erstarrt ist: **Rock Rose, Rescue**
- Wenn das Kind einen seelischen Schock erlitten hat:
  Star of Bethlehem, Rescue

Welche Blüten?

- Wenn das Kind sich an dem, was geschehen ist, schuldig fühlt: **Pine**
- Wenn es sich vor sich selbst ekelt und sich beschmutzt fühlt: **Crab Apple**
- Wenn es vor allen Männern Angst hat: **Mimulus, Aspen**
- Wenn es deutliche Verdrängungsmechanismen aufweist: **Agrimony**
- Gegen die Unfähigkeit, sich zur Wehr zu setzen: **Centaury**
- Um es besser vor negativen Einflüssen zu schützen: **Walnut**

Nägelkauen

Nägelkauen ist häufig ein Zeichen von Streß.

Nägelkauer sind unter Schulkindern so verbreitet wie Daumenlutscher unter den Kindergartenkindern. Deshalb winken die Kinderpsychologen meist ab, wenn sich beunruhigte Eltern mit diesem Problem(chen) an sie wenden. Nägelkauen ist sicher ein Zeichen von Streß, aber trotzdem nicht weiter tragisch. Eltern sehen das meist nicht so locker. Deshalb sind es in der Regel sie, die einen Lernprozeß durchmachen müssen. Der wichtigste Punkt: Alles Mahnen, Schimpfen, Strafen vergrößert den Streß der Kinder nur – und verkürzt die Fingernägel. Wenn Sie etwas Nützlicheres tun wollen, so versuchen Sie herauszufinden, was die Ursache für den Streß ist, der Ihrem Kind zu schaffen macht. Nehmen Sie ihm diesen Streß, soweit das in Ihren Kräften steht. Dabei können Ihnen Bach-Blüten helfen.

Welche Blüten für die Eltern?

- Wenn sie zu sehr nörgeln: **Beech, Vine, Chicory**
- Wenn sie sich zu große (unnötige) Sorgen machen: **Red Chestnut**
- Wenn sie sich als Versager fühlen: **Larch, Pine**

Welche Blüten für das Kind?

- Wenn es sich selbst durch die kurzen Nägel »wehrlos« macht: **Centaury, Larch, Pine**
- Wenn das Kind Angst vor Ablehnung hat: **Willow, Mimulus**
- Wenn das Kind zu schüchtern ist: **Larch**
- Wenn das Kind Schuldgefühle hat: **Pine**

- Wenn das Nägelkauen der alleinige Tröster gegen Einsamkeit ist: **Star of Bethlehem**
- Wenn das Kind gern freiwillig mit dem Nägelkauen aufhören möchte und es allein nicht schafft: **Gorse, Cerato**
- Wenn das Kind Angst vor einer Prüfung oder einer Klassenarbeit hat: **Elm, Gentian, Larch**
- Wenn es mit dem Nägelkauen in eine frühkindliche Phase zurückkehren möchte: **Honeysuckle**
- Gegen Aggressivität und selbstzerstörerische Tendenzen: **Holly, Pine**

Neurodermitis (siehe auch Allergie)

Die Anfälligkeit für Neurodermitis liegt häufig in der Familie, oft zusammen mit einer Allergie wie Heuschnupfen oder Asthma. Bei Säuglingsneurodermitis wird darüber hinaus eine gestörte Mutter-Kind-Beziehung vermutet, die in den allermeisten Fällen allerdings unbewußt abläuft. Wie bei allen allergischen Reaktionen hängt der Gesundheitszustand stark von der seelischen Verfassung des Kindes ab. Geht es ihm gut, so hat es keine oder nur geringe Probleme. Geht es ihm schlecht, so verschlechtert sich auch der Zustand der Haut. In den meisten Fällen läßt die Krankheit deutlich nach, wenn die Kinder drei Jahre alt sind; die Veranlagung zu allergischen Reaktionen bleibt allerdings lebenslänglich erhalten.

Es gibt keine Heilung, aber Sie können dazu beitragen, daß die Krankheit erträglich bleibt. Bach-Blüten können erheblich dazu beitragen, Schmerz und Juckreiz zu mildern. Grundsätzlich sollten bei Säuglingsneurodermitis Mutter und Kind mit Blütenessenzen behandelt werden.

Bach-Blüten können den Schmerz und Juckreiz lindern.

- Wenn das Kind ungewollt ist:
  Larch, Pine, Star of Bethlehem
- Wenn sich das Kind häßlich und »schmutzig« fühlt:
  Crab Apple
- Wenn Ihr Kind Haß auf sich selbst empfindet: **Holly**

Welche Blüten für das Kind?

- Wenn das Kind völlig verzweifelt ist:
  Rescue, Gentian, Gorse, Sweet Chestnut
- Wenn das Kind im Selbstmitleid ertrinkt: **Willow**

Beachten Sie

Gegen den unerträglichen Juckreiz hilft Rescue Salbe (die Crab Apple enthält) oder eine Lotion aus Crab Apple und Rescue, die Sie mit lauwarmem Wasser vermischt auf die juckenden und entzündeten Hautpartien tropfen; das verschafft in vielen Fällen umgehend Erleichterung.

Welche Blüten für die Mutter?

- Wenn das Kind ungewollt ist:
  Larch, Pine, Star of Bethlehem
- Wenn die Mutter den Konflikt nicht wahrhaben will:
  Agrimony, Heather, Pine
- Wenn die Mutter erschöpft ist: **Olive, Hornbeam, Gorse**
- Wenn die Mutter völlig verzweifelt ist:
  Gentian, Gorse, Sweet Chestnut

Prüfungsangst

Ob Vorstellungsgespräch, Fahrprüfung oder Staatsexamen: Die wenigsten Menschen sind bei Prüfungen in Bestform, und das ist bei Kindern nicht anders. Da kann man noch so gut vorbereitet sein – sobald es ernst wird, rutscht einem das Herz in die Hose, die Nerven liegen bloß, die Stimme versagt, vorm Kopf liegt das allzu bekannte Brett und alles, was man vorher noch wußte, ist weg. Entsprechend schlecht ist oft das Ergebnis, und das wiederum ist der Grund für Vorwürfe (seitens der Eltern), Selbstvorwürfe, Selbstzweifel, Minderwertigkeitsgefühle – die schlechtesten Voraussetzungen dafür, daß es beim nächsten Mal besser klappt.

So entsteht dieser Teufelskreis, den alle Menschen, die unter Prüfungsängsten leiden, nur allzugut kennen. Was viele nicht wissen: Bach-Blüten können diesen Circulus vitiosus erfolgreich durchbrechen und haben das in unzähligen Fällen auch schon getan.

- Wenn die Angst zu versagen riesengroß ist: **Mimulus, Larch**
- Wenn der selbstauferlegte Leistungsdruck unerträglich ist: **Rock Water**
- Wenn das Selbstvertrauen eine Spritze braucht: **Elm, Larch**
- Gegen Mutlosigkeit und das Gefühl, »Das klappt ja sowieso nicht!«: **Gentian, Elm**
- Gegen die Schwierigkeiten, sich zu konzentrieren: **White Chestnut**

Welche Blüten?

Doch Prüfungsängste setzen sich meist aus einer ganzen Palette von Gefühlen zusammen: Angst, Unsicherheit, Nervosität, Mangel an Selbstvertrauen. Deshalb verzichten erfahrene Bach-Blüten-Therapeuten in der Regel darauf, einzelne Gemütszustände mit Einzelblüten zu behandeln, sondern verordnen gleich eine komplette Examensmischung, sozusagen einen Prüfungscocktail, der sich meist aus mehreren Essenzen zusammensetzt: Die klassische »Prüfungsmischung« besteht aus Elm, Gentian, Larch, Mimulus und White Chestnut.

Der klassische »Prüfungscocktail«

Wenn es schon »fünf vor zwölf« ist und Sie die Blütenmischung nicht mehr rechtzeitig beschaffen können: Rescue, die Nothilfetropfen, sind ein guter Ersatz.

Prügelknabe (Mobbing im Kindergarten)

Wo immer sich Kinder in einer Gruppe zusammenfinden, ist mit Sicherheit einer dabei, der von den anderen ausgeschlossen oder verspottet, verprügelt oder lächerlich gemacht wird. Häufig sind es die körperlich schwachen Kinder, solche, die ihren Peinigern nicht gewachsen sind, oft haben sie zusätzlich auch noch ein anderes Handicap: Brille, rote Haare, einen Sprachfehler, die falsche Hautfarbe oder die falsche Kleidung. Manchmal reicht es schon, wenn das Kind als Streber, Angeber oder Angsthase gilt, um es zum Opfer der Gruppe zu machen.

Manche Kinder werden bereits im Kindergarten ausgegrenzt.

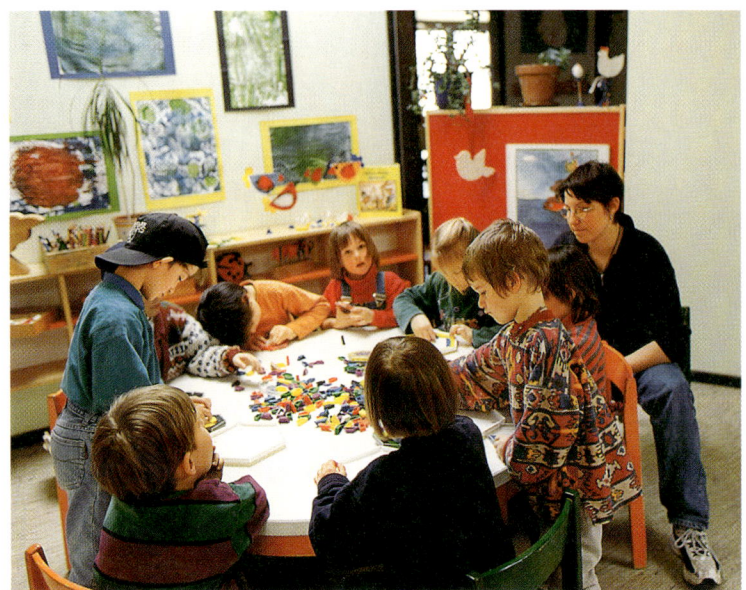

Wenn Sie mit Entsetzen feststellen mußten, daß Ihr Kind zum Prügelknaben der anderen geworden ist, sollten Sie, so schwer das auch fällt, zunächst nichts unternehmen, sondern erst einmal nach der Ursache forschen. Das ist oft viel leichter gesagt als getan. Am einfachsten ist die Lösung, wenn der Grund der Ablehnung die Brille, das Übergewicht oder die falsche Jeansmarke ist – dagegen kann man ganz gezielt etwas unternehmen, auch wenn Sie dabei tief in die Tasche greifen müssen. Wenn das Kind zum Prügelknaben geworden ist, weil es sich falsch verhält, ist die Ursache oft Mangel an Selbstvertrauen. Dann sollten Sie alles versuchen, sein Selbstbewußtsein zu stärken: Karate, Judo oder eine andere Kampfsportart können da eine Menge bewirken.

Zusätzlich sollten Sie Ihrem Kind die entsprechenden Bach-Blüten verabreichen. Die helfen übrigens auch den Eltern, falls sie durch ihr eigenes Verhalten wesentlich dazu beigetragen haben, daß ihr Kind zum Außenseiter geworden ist. Gilt Ihr Junge als Mamasöhnchen, weil Sie zu sehr klammern? Legen Sie zuviel Wert auf erstklassige Leistung und hervorragende

Manieren? Sind Sie zu rigoros in Ihren Ansichten über Süßigkeiten, Fernsehen, Hausaufgaben? Zu sehr davon überzeugt, daß man nicht 150 Mark für eine »richtige« Jeansmarke ausgeben muß, wenn es fast die gleichen Hosen auch für 40 Mark gibt?

- Wenn Sie überängstlich sind: **Mimulus**
- Wenn Sie zu sehr klammern: **Chicory, Red Chestnut**
- Wenn Sie zu viel verlangen und zu kritisch sind (»Wehr dich doch endlich!«): **Beech**
- Wenn Sie das Gefühl haben, Sie haben alles falsch gemacht: **Pine**
- Wenn Sie sich selbst bemitleiden (»Mir bleibt auch nichts erspart«): **Willow**

Welche Blüten für die Eltern?

- Wenn es unter starken Minderwertigkeitskomplexen leidet: **Larch**
- Wenn es das Gefühl hat, alles falsch gemacht zu haben: **Pine**
- Wenn es sich aus verletztem Stolz völlig zurückzieht: **Water Violet**
- Wenn es vor Kummer zu resignieren droht: **Wild Rose**
- Wenn es sich davor fürchtet, zur Schule zu gehen: **Mimulus, Hornbeam**
- Wenn es völlig verzweifelt ist: **Sweet Chestnut**
- Wenn ihm das Kratzen und Berühren Lust und Schmerz zugleich bedeutet: **Cherry Plum, Crab Apple, Holly, Pine**
- Wenn es bis zur Erschöpfung arbeitet, um Leistung zu zeigen: **Oak**

Welche Blüten für das Kind?

Pubertätsprobleme

Genervte Eltern pubertätsgeschädigter Jugendlicher haben vermutlich bisweilen den Verdacht, daß in diesem Stadium die gesamte Palette aus 38 Blütenessenzen plus Notfalltropfen nicht genügen würde, um ihr Kind ein wenig »zur Vernunft zu bringen«. In diesem Ratgeber, in dem es in erster Linie um Bach-Blüten geht, reicht der Platz nicht einmal für eine grobe Analyse der Probleme aus, die mit dieser Altersstufe verbunden sind. Nur so viel:

1. Dieser schwierige Prozeß gehört dazu.
2. Er wächst sich aus.

Auch Bach-Blüten können hier keine Wunder bewirken, aber sie können manchen Problemen die Spitze nehmen.

Welche Blüten?

- Wenn sich die Jugendlichen völlig unverstanden fühlen und im Selbstmitleid ertrinken: **Willow**
- Um den Übergang in eine neue Lebensphase zu erleichtern: **Walnut**
- Wenn junge Mädchen emotional mit der Menstruation nicht zurechtkommen: **Crab Apple**
- Gegen Minderwertigkeitskomplexe wegen Akne und Pickeln: **Crab Apple, Rescue Cream**
- Gegen das Gefühl, häßlich und eine Null zu sein: **Crab Apple, Larch**
- Bei Neigung zu hysterischem Verhalten: **Cherry Plum**
- Bei starken Aggressionen: **Holly**
- Bei Ängsten: **Aspen, Mimulus**
- Gegen starke Gefühlsschwankungen (himmelhochjauchzend – zu Tode betrübt): **Scleranthus**
- Gegen Unsicherheit: **Cerato**

Quengeln

Quengeln , auch Nörgeln oder Nerven genannt, ist eine bei kleineren Kindern hoch beliebte und überaus erfolgreiche (um nicht zu sagen bombensichere) Methode, um Eltern zur Kapitulation zu treiben. Zu den talentiertesten Quenglern zählen Kinder im Vorschulalter, die klassischen Auslöser sind:

- Langeweile
- Versuch, Aufmerksamkeit zu bekommen

- Krankheit (vor allem zu Beginn)
- Vorstellung, etwas unbedingt haben zu müssen

Wie genervte Mütter (Väter sind da in der Regel weniger anfällig) auf das Quengeln reagieren, hängt natürlich von den Umständen und von ihrem Nervenkostüm ab. Kinder, die quengeln, weil sie krank sind oder eine Krankheit ausbrüten, haben natürlich Anspruch auf besonders viel mütterliche Geduld und Nachsicht. Aber weitaus häufiger ramponieren Kinder aus Langeweile die Nerven der Mütter (»Was soll ich denn jetzt tun?«) und haben in der Regel weit eher Interesse an einem kleinen Machtkampf als an einem konkreten Beschäftigungsvorschlag; außerdem gibt es noch Meisterquengler, die dieses Mittel gezielt einsetzen, wenn sie etwas auf Biegen oder Brechen durchsetzen wollen.

Ob Sie darauf eingehen (»gut, dann gehen wir eben«), einen Kompromiß aushandeln (»in fünf Minuten bin ich fertig und habe Zeit für dich«), mittels einer kleinen Bestechung (»Wenn ich fertig telefoniert habe, bekommst du ein Eis«), mit einem kategorischen »nein« reagieren oder aus der Haut fahren, hängt von der jeweiligen Situation ab; vermutlich aber auch davon, wer die besseren Nerven hat, und das sind in der Regel nicht Sie! Bevor Sie sich auf einen Machtkampf einlassen, sollten Sie deshalb realistisch abschätzen, was Ihnen ein klares Nein wert ist. Sind Sie innerlich der Ansicht, so wichtig sei die Sache auch wieder nicht, dann sagen Sie in Gottes Namen ja, aber dann ziemlich bald. Sind Sie jedoch der Ansicht, daß hier als Antwort nur ein klares Nein in Frage kommt, dann verkündigen Sie dies bitte bald mit dem notwendigen Nachdruck und bleiben Sie dabei: Zugegeben, das kostet Nerven. Aber auch ein Profiquengler begreift sehr rasch, wenn eine Sache aussichtslos geworden ist. In vielen Fällen helfen Bach-Blüten.

- Wenn das Kind quengelig ist, weil es im Mittelpunkt stehen möchte: **Chicory, Heather**
- Wenn es quengelt, weil es nicht einen Funken Geduld hat: **Impatiens**

**Welche Blüten
für das Kind?**

- Wenn es auf Knopfdruck Tränen produzieren kann, um Sie zu erpressen: **Chicory**
- Wenn es wegen einer Krankheit quengelig ist: **Beech**
- Wenn es große Schwierigkeiten hat, auch nur kurze Zeit von den Eltern getrennt zu sein: **Red Chestnut**
- Wenn Ihr Kind Sie mit seinem Quengeln tyrannisiert und auch sonst keinen Widerspruch duldet: **Vine**
- Wenn es quengelt und dauernd etwas anderes will: **Cerato**
- Wenn es quengelt, weil es sich immer als ungeliebtes Opfer fühlt: **Willow**
- Wenn es quengelt, weil es ständig raus will: **Vervain**

Welche Blüten für die Eltern?

- Wenn Sie in Gefahr sind, die Geduld zu verlieren: **Impatiens**

Scheidung

Scheidung ist ein Trauma für alle Beteiligten, am meisten jedoch für die Kinder. Selbst wenn der Vater ein unerträglicher Tyrann oder fast nie zu Hause war, wenn er die Mutter geschlagen und die Kinder mißhandelt hat – die Mitteilung, daß die Eltern sich scheiden lassen, ruft fast immer ein Gefühl tiefer Verlassenheit und Traurigkeit hervor.

Für die Mutter, die sich häufig in einem ähnlichen seelischen Zustand befindet, ist es manchmal sehr hart, zu verstehen, daß die Kinder trotz allem an dem Vater hängen.

Tip

> Versuchen Sie um der Kinder willen die eigene Bitterkeit zu besiegen und zumindest ein neutrales Verhältnis zu Ihrem Ex-Partner herzustellen.

Gewöhnen Sie sich an den Gedanken, daß Ihr Kind noch jahrelang davon träumt, daß die Eltern sich wieder vertragen und deshalb versuchen werden, jede neue Beziehung zu sabotieren.

Und machen Sie Ihrem Kind immer wieder klar, daß es nicht an der Trennung schuld ist. Viele insbesondere jüngere Kinder glauben nämlich, wenn sie braver gewesen wären oder bessere Noten bekommen hätten, wäre der Vater nie weggegangen. Tun Sie alles, damit Ihr Kind nach wie vor ohne schlechtes Gewissen beide Eltern lieben kann. Bach-Blüten können dazu beitragen, die schwere Phase nach der Trennung für das Kind und den Elternteil, bei dem es nach der Scheidung bleibt, zu erleichtern.

- Um den Eintritt in eine neue Lebensphase harmonisch zu machen: **Walnut**
- Gegen das Gefühl, versagt zu haben und an der Auflösung der Familie schuldig zu sein: **Pine**
- Gegen Trauer und Schock:
  Star of Bethlehem, Sweet Chestnut
- Gegen die Bitterkeit und das Gefühl, betrogen worden zu sein: **Willow**
- Gegen Haßgefühle und Eifersucht auf die Nachfolgerin:
  Holly
- Gegen die Angst, es allein nicht zu schaffen: **Mimulus**
- Wenn immer und immer auf dem gleichen Thema herumgeritten wird: **Heather**
- Gegen Verzweiflung und Resignation: **Sweet Chestnut**

Welche Blüten für die Eltern?

- Wenn es glaubt, die Trennung der Eltern sei seine Schuld:
  Pine
- Um die Gewöhnung an die reduzierte Familie und die veränderte Umgebung zu erleichtern: **Walnut**
- Gegen Einsamkeit, Verzweiflung und Schock:
  Star of Bethlehem, Mustard
- Wenn es sich aus Mitleid mit der Mutter nicht traut, seine Trauer zu zeigen: **Agrimony**
- Gegen Verunsicherung und Zukunftsangst:
  Aspen, Mimulus
- Wenn es immer daran denkt, wie wunderbar die Vergangenheit war: **Honeysuckle**

Welche Blüten für das Kind?

- Wenn es um jeden Preis den verlorenen Elternteil zu ersetzen versucht: **Red Chestnut**

Schlafstörungen

Babys müssen sich erst an den Tag-Nacht-Rhythmus gewöhnen.

Es gibt zahllose gute Gründe dafür, daß Kinder nicht einschlafen oder nicht durchschlafen können. Davon können die meisten Eltern von Babys ein Lied singen. Babys brauchen zunächst einmal eine gewisse Zeit, bis sie sich an einen Tag-Nacht-Rhythmus gewöhnen; sie müssen erst lernen, daß nachts von ihnen erwartet wird, friedlich in ihren Bettchen zu schlafen. Und selbst wenn sie das verstanden haben, probieren sie meist alles, um nicht allein im eigenen Bett schlafen zu müssen.

Sie können natürlich von Anfang an versuchen, Ihrem Baby das nächtliche Treiben gar nicht erst anzugewöhnen und – wenn Sie die Checkliste durchgegangen sind (Windel, Hunger, Bauchweh) – die wütenden Schreie zu überhören, aber die meisten jungen Eltern stehen das nicht durch. Die wirkungsvollste Methode ist allemal, den kleinen Nachtmenschen ins Elternbett zu holen. Leider löst diese unkonventionelle, liebevolle Methode die Schlafprobleme nicht auf Dauer. Scharen von Vorschulkindern halten gestreßte Eltern durch ihr minimales Schlafbedürfnis in Atem. Offiziell sorgen sie sich um den fehlenden Schlaf des hellwachen Nachwuchses, aber das wahre Problem in den ersten sechs Jahren ist oft der verständliche Wunsch der Eltern, am Abend ein bißchen Ruhe zu haben.

Beachten Sie

> Für die meisten Kinder zwischen 3 und 9 Jahren sind elf Stunden Schlaf (inklusive Mittagsschlaf!) völlig ausreichend.

Wenn Sie jedoch die Befürchtung haben, daß Ihr Kind weniger schläft, als für sein Gedeihen notwendig ist, können Sie es mit Bach-Blüten versuchen.

- Wenn Sie sich Sorgen machen, daß Ihr Kind zuwenig Schlaf bekommt: **Red Chestnut**
- Wenn Sie Angst haben, alles falsch zu machen: **Mimulus, Pine**
- Gegen Erschöpfung durch kurze Nächte: **Olive**
- Wenn Sie überängstlich sind: **Red Chestnut, Mimulus**

Welche Blüten für die Eltern?

- Wenn das Kind nicht schläft, weil es unter Druck steht: **Cherry Plum**
- Wenn es völlig überdreht ist: **Vervain**
- Wenn es vor Angst nicht schlafen kann: **Mimulus, Rock Rose**
- Wenn das Kind klammert und nie allein ins Bett gehen mag: **Clematis, Chicory, Heather**
- Wenn das Kind jeden Abend zur Schlafenszeit Terror macht: **Holly**
- Wenn die Schlafenszeit zum Machtkampf wird: **Vine**
- Wenn das Kind nicht schläft, weil es ein schlechtes Gewissen hat: **Pine**
- Wenn es nicht abschalten kann: **White Chestnut, Rock Rose**

Welche Blüten für das Kind?

siehe auch »Alpträume«, S. 63

Schock

FALLBEISPIEL

Die zarte neunjährige Charlotte kommt in die Praxis, weil sie seit sechs Wochen abends im Bett plötzlich unter Ängsten leidet. Um ihr Gesicht zu waren – schließlich ist sie die ältere –, wartet sie immer, bis ihre kleine Schwester eingeschlafen ist, dann legt sie sich neben sie. Die Mutter berichtet, daß die Ängste besonders stark seien, wenn es abends windig ist. Durch Nachfragen erfährt die Bach-Blüten-Therapeutin, daß vor etwa sechs Wochen bei starkem Sturm ein morscher Baum im Garten der Familie umgestürzt ist und fast auf das Dach des Hauses gefallen wäre. Für die Therapeutin stand die Behandlung damit fest: Star of Bethlehem gegen den Schock, Mimulus gegen die Ängste.
Schon nach zwei Wochen kam ein Anruf der Mutter. Charlotte habe die Tropfen ständig und sehr regelmäßig eingenommen.

Und heute, 14 Tage nach Beginn der Behandlung, habe sie gesagt: »Jetzt nehme ich die Tropfen nicht mehr, weil ich ja abends keine Angst mehr habe!«

Wenn Ihr Kind einen Schock erlebt hat, etwa durch einen Unfall, eine tragische Nachricht oder eine schwere Krankheit, sollte Ihr erster Gang der zum Telefon sein, um Hilfe zu holen. Der zweite ist der zu der Flasche mit den Notfalltropfen. In einer Krisensituation ist nicht die Zeit, zu überlegen, welche Essenzen aus der Blütenpalette nun in Frage kämen.

Welche Blüten?

- Rescue

Schüchternheit

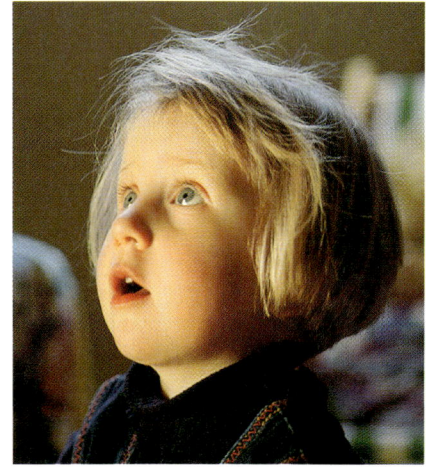

Stärken Sie das Selbstvertrauen Ihres Kindes – und es wird seine Schüchternheit bald überwinden.

Schüchternheit finden die allermeisten Menschen sympathisch und liebenswert. Nur die Betroffenen selbst leiden häufig darunter – und deren Eltern, die immer Angst haben, daß ihr schüchternes Kind verkannt oder übersehen wird, und deshalb dazu neigen, es nach vorn zu schieben: »Du bist doch sonst nicht so!« oder: »Sei doch kein Angsthase«, was in aller Regel dazu beiträgt, die Pein noch zu vergrößern.

Schüchternheit kann verschiedene Ursachen haben: Minderwertigkeitskomplexe und Unsicherheit, angeborene Bescheidenheit, ein Sprachfehler, wenig Erfahrungen im Umgang mit neuen Situationen. Grundsätzlich sollten Sie versuchen, die Schüchternheit Ihres Kindes so zu sehen wie die anderen: als liebenswerte, menschliche Eigenschaft. Und wenn Sie es nicht ohnehin schon getan haben, sollten Sie alles unternehmen, um sein Selbstvertrauen zu stärken. Geben Sie ihm immer wieder zu verstehen, daß es, ob schüchtern oder nicht, für Sie ein ganz besonderes Kind ist.

- Wenn Sie Angst haben, daß Ihr Kind konfliktscheu ist:
  Agrimony
- Wenn Ihr Kind nicht nein sagen kann: **Centaury**
- Wenn sich hinter seiner Schüchternheit Entscheidungsun-
  fähigkeit verbirgt: **Cerato**
- Wenn Ihr Kind nicht mit anderen spielen mag und immer an
  Ihrem Rockzipfel hängt: **Chicory, Honeysuckle**
- Wenn es sich selbst rein gar nichts zutraut: **Larch**
- Wenn es sich vor jemand fürchtet (Arzt, Zahnarzt, Lehrer):
  Mimulus
- Wenn es durch seine Schüchternheit in Gefahr ist, arrogant
  zu wirken: **Water Violet**
- Wenn sich hinter der Schüchternheit Resignation verbirgt:
  Sweet Chestnut

Schulschwierigkeiten (siehe auch Prüfungsangst)

21.1.   Der sechzehnjährige Daniel kommt in die Praxis und klagt über Haarausfall und Einschlafschwierigkeiten. Seit ungefähr sechs Wochen habe er diese Probleme, berichtet er auf Nachfragen der Therapeutin. Im Gespräch stellt sich heraus, daß er seit vier Monaten große Probleme in der Schule hat. Seine mündlichen Leistungen seien durchweg gut, aber schriftlich stünde er in allen Hauptfächern bei mangelhaft, seine Versetzung sei also stark gefährdet. Er wolle aber auf jeden Fall das Klassenziel erreichen. Deshalb arbeitet Daniel jeden Nachmittag mindestens drei Stunden, und morgens steht er um fünf Uhr auf, um nochmals zwei Stunden zu lernen.

Seine Mutter berichtet, daß er immer einige Tage lang sehr traurig und mutlos sei, wenn er trotz aller Bemühen wieder mal eine Fünf nach Hause gebracht habe. Abends könne er schlecht einschlafen, weil er immer darüber nachgrübele, wie er es trotzdem schaffen könnte.

Die Therapeutin verordnet eine Mischung aus Elm, White Chestnut, Hornbeam, Oak und Gentian. Zusätzlich erhält Daniel einige Mineralienpräparate.

22.2.   Daniel berichtet, daß er sich innerlich nicht mehr so unter Druck fühle. Er stünde auch nicht mehr jeden Morgen um fünf auf, sondern nur noch dann, wenn er eine Klassenarbeit schriebe. Die Therapeutin behält die Blütenmischung bei.

21.3.   Schon als Daniel die Praxis betritt, fällt der Therapeutin sein veränderter Gesichtsausdruck auf. Der Junge wirkt wesentlich entspannter. Er berichtet, daß er in den letzten Wochen viel besser einschlafen könne, und erklärt: »Das liegt wohl daran, daß ich nicht mehr bis zum Einschlafen lerne, sondern auch mal wieder einen Krimi lese.« Von Haarausfall wäre nichts mehr zu sehen. Und in der Schule liefe alles recht gut. In Mathe hätte er zwar immer noch eine Fünf, aber in Latein eine Drei, und das sei noch nie vorgekommen. Daniel möchte im Moment keine neue Blütenmischung.

15.9.   Die Schule, berichtet Daniel, sei im Moment »ganz okay«. Die Versetzung habe sogar ganz gut geklappt. Dafür habe er jetzt aber ein Problem beim Sport: »Im Training bin ich immer der Beste, aber im Wettkampf, wenn es drauf ankommt, bin ich nie so gut.« Und das sei für ihn und auch für seinen Trainer sehr enttäuschend, weil er doch für die Landesjugendmeisterschaft nominiert worden wäre.
Die Therapeutin verordnet eine neue Mischung: Elm und Gentian, zusätzlich soll Daniel vor dem Wettlauf ein wenig Rescue Salbe auf seinen Solar Plexus geben.

6.12.   Daniel kommt nicht mehr zur Behandlung. Aber von der Mutter, die ebenfalls Patientin ist, erfährt die Therapeutin, daß es dem Jungen sehr gut gehe: »Endlich bringt er im Wettkampf die gleichen Leistungen wie im Training. Bei der Landesjugendmeisterschaft hat er den ersten Platz belegt.« In der Schule habe er zwar wieder eine Fünf geschrieben, aber das könnte er mittlerweile recht locker wegstecken.

Schule ist für Kinder eine Herausforderung und für viele Familien ein Grund endloser Konflikte. Streß infolge von überhöhten

Erwartungen, Leistungsdruck, Konkurrenzverhalten, unterschiedlichen Begabungen, überforderten Lehrern und Konflikten mit den Klassenkameraden ist leider unvermeidbar. Die Wahrscheinlichkeit ist groß, daß Ihr Kind zusätzlich zu seinen eigenen Problemen auch noch mit Ihren Erwartungen fertig werden muß, und die Schulprobleme Ihres Kindes, die Sie so beunruhigen, sind in Wirklichkeit oft weniger die Probleme Ihres Kindes als ein deutlicher Spiegel für Sie.

So manches Mal hat es schon genügt, wenn die Eltern die Blüten einnnahmen, die eigentlich für Ihr Kind gedacht waren: Die Situation entkrampfte sich, die Schulprobleme lösten sich ganz von selbst. Aber in Problemfällen sollten Eltern und Kinder die Blütenessenzen einnehmen. Selbstverständlich sind Bach-Blüten kein Ersatz für Nachhilfestunden oder nicht gemachte Hausaufgaben. Aber sie können durchaus dazu beitragen, daß alle Beteiligten das leidige Thema Schule ein wenig angstfreier erleben, und dadurch Erfolgserlebnisse ermöglichen, mit denen niemand gerechnet hätte.

- Wenn Sie zu viel erwarten: **Impatiens, Beech**
- Wenn Sie glauben, Ihr Kind sei noch viel zu klein für die Schule: **Red Chestnut**

Welche Blüten für die Eltern?

- Wenn das Kind jeden Morgen mit Angst und Unwillen zur Schule geht: **Gentian, Mimulus**
- Wenn das Kind Angst hat, zu versagen: **Mimulus, Larch**
- Wenn das Kind absolut kein Selbstvertrauen hat: **Larch**
- Wenn die Trennung von der Mutter noch schwer fällt: **Honeysuckle, Chicory**
- Wenn das Kind von den Mitschülern abgelehnt oder gehänselt wird: **Beech, Vine**
- Wenn das Kind Probleme hat, sich zu konzentrieren: **Chestnut Bud, White Chestnut**
- Wenn es zu Flüchtigkeitsfehlern neigt: **Impatiens**
- Wenn es den Klassenclown spielt: **Agrimony**
- Wenn es andere Kinder ablehnt oder hänselt: **Beech und Vine**

Welche Blüten für das Kind?

- Für einen guten Start ins Schulleben: **Walnut**
- Wenn das Kind in eine neue Schule überwechselt: **Walnut**
- Wenn sich Ihr Kind nicht durchsetzen kann: **Cerato, Larch**
- Gegen übertriebenen Ehrgeiz: **Rock Water**
- Wenn es morgens nie aufstehen mag: **Hornbeam**
- Wenn sich das Kind ständig überfordert: **Elm**
- Wenn es mit seinen Gedanken meistens ganz woanders ist: **Clematis**
- Wenn es altklug und ein ständiger Besserwisser ist: **Beech**

Selbstmorddrohungen

Das kritische Alter beginnt in der Regel »erst« bei Eintritt der Pubertät. Kinder unter 13 Jahren beschäftigen sich zum Glück nur sehr, sehr selten mit dem Gedanken an den Freitod. Doch wenn Kinder – gleichgültig wie alt sie sind – häufiger Andeutungen darüber machen, daß ihr Leben sinnlos sei, sollten Sie das sehr ernst nehmen – und sei es nur, um sich zu fragen, was das Kind so unglücklich macht, daß es an den Tod denkt.

Nehmen Sie es sehr ernst, wenn Ihr Kind Andeutungen über einen Selbstmord macht.

Gefährdet sind vor allem Kinder, die sich ständig abkapseln, die sich über nichts freuen können, die nach einer großen Enttäuschung nicht von ihren Eltern aufgefangen werden oder die als scheinbar problemlose Randfiguren in der Familie immer ein bißchen untergehen. Kommt zu dieser Disposition eine akute Krise – Schulproblem, Liebeskummer, Schwierigkeiten mit den Eltern –, kann das manchmal ausreichen, daß der junge Mensch intensiv ans »Schlußmachen« denkt. Es ist ein weitverbreiteter, verhängnisvoller Irrtum zu glauben, daß diejenigen, die über Selbstmord reden, es nicht tun. 80 Prozent aller Selbstmörder haben ihren Tod vorher angekündigt.

Wenn Ihr Kind anfängt, seine Sachen zu verschenken, sehr viel tiefer »durchhängt« als normal oder in eine echte Depression verfällt, sollten Sie überaus hellhörig werden. Wenn Sie es schaffen, führen Sie immer wieder Gespräche, in dem Sie dem jungen Menschen versichern, daß sich Probleme lösen lassen, Depressionen vorübergehen und das Leben noch eine Menge zu bieten hat. Unglücklicherweise sind jedoch gerade die jungen Menschen besonders gefährdet, bei denen die Kommunikation mit den Eltern unterbrochen ist. Wenn Sie keinen Zugang zu dem Kind finden oder wenn Sie sich überfordert fühlen: Bitten Sie einen erwachsenen Freund, dem es vertraut, eindringlich, ernst und aufrichtig mit ihm zu reden, oder wenden Sie sich an einen Experten.

Falls ein junger Mensch es schafft, über seine Probleme und Gefühle zu sprechen, ist schon ein wichtiger Schritt zur Heilung getan. Unglücklicherweise vermeiden es jedoch viele, ihre Gefühle zu zeigen, und verstecken sich hinter einer Maske der Heiterkeit oder der Gleichgültigkeit. Wenn es jedoch gelingt, die Maske zu durchdringen und die Ursache der verletzten Gefühle zu erkennen, können Bach-Blüten dazu verhelfen, neuen Lebensmut zu gewinnen.

Welche Blüten?

- Wenn dem Kind das Leben nach dem Tod eines geliebten Menschen sinnlos erscheint: **Clematis, Sweet Chestnut**
- Wenn das Kind mit seinen Schuldgefühlen nicht fertig wird: **Pine**
- Wenn es das Gefühl hat, mit der Last des Lebens nicht mehr fertigzuwerden: **Elm, Larch, Centaury, Sweet Chestnut**
- Wenn es aus philosophischen Betrachtungen heraus Lebensüberdruß hat: **Clematis**
- Wenn die Traurigkeit wie ein schwarzes Tuch über seiner Seele liegt: **Sweet Chestnut, Gorse, Mustard**
- Wenn es nach einer Schocksituation wie gelähmt ist: **Star of Bethlehem**

Sprachfehler

Stimme und Sprache werden durch Gedanken und Atmung beeinflußt, wie jeder weiß, dem es einmal vor Schreck die Sprache verschlagen hat oder der vor Aufregung ins Stottern geraten ist; und das ist in der Kindheit nicht anders. Vor allem drei- bis fünfjährige Kinder neigen dazu, schneller zu denken, als sie

Im Alter von 3 bis 5 Jahren neigen viele Kinder dazu, öfter mal zu stottern.

sprechen können. Wenn sie aufgeregt sind oder es eilig haben (und das haben Kinder in diesem Alter eigentlich immer), wiederholen sie manche Worte, Laute und Silben so häufig, daß erschreckte Eltern befürchten, ihr Kind würde zum Stotterer. In 99 Prozent aller Fälle erweist sich diese Sorge glücklicherweise als unnötig. Das plötzliche Stottern ist nichts weiter als eine vorübergehende Entwicklungsphase. Mit fünf Jahren, wenn die Kinder so schnell sprechen wie denken können, ist die Sache meist ausgestanden.

Stottern trifft nur auf etwa ein Prozent aller Menschen zu. Die Ursachen können sowohl seelisch als auch körperlich bedingt sein, manchmal liegt es sogar in der Familie; bisweilen ist es auch eine Kombination aus allem. Aber sehr oft hat Stotterern etwas mit Ängsten zu tun, dem Konflikt, ob man etwas sagen oder doch lieber schweigen sollte.

Wie Sie am besten reagieren, hängt vom Alter ab. Bei kleinen Entwicklungsstotterern reicht es völlig, wenn Sie die Ruhe bewahren und auch auf das Korrigieren verzichten (auch wenn's schwer fällt.) Das Problem legt sich fast immer von selbst. Wenn sich Ihr Kind jedoch mit fünf, sechs Jahren immer noch sehr häufig verhaspelt oder ältere Kinder plötzlich mit dem Stottern beginnen, sollten Sie hellhörig werden. Versuchen Sie sanft herauszufinden, was der Grund sein könnte: Hat das Kind zuviel Druck? Sind Sie selbst zu ungeduldig, erwarten Sie zuviel? Doch damit allein ist es nicht getan. Stotterer brauchen in jedem Fall professionelle Hilfe. Die klassische Behandlung ist eine Psychotherapie, gekoppelt mit einem Sprachtraining. Die Kosten übernimmt häufig die Krankenkasse. Allerdings sollten Sie wissen, daß die Behandlung langwierig ist und Rückfälle häufig sind. Bach-Blüten können die Therapie unterstützen und auch beim (vorübergehenden) Entwicklungsstottern helfen.

Welche Blüten?

• Wenn das Stottern eine Folge von Angst, Unterdrückung, Schock oder Anspannung ist:
  Agrimony, Mimulus, Star of Bethlehem

- Um den Grund der inneren Anspannung zu erfahren und zu lösen: **Beech, Cherry Plum, Vine, Vervain**
- Wenn das Stottern ganz plötzlich beginnt:
  Elm, Mustard, Star of Bethlehem
- Gegen die Hoffnungslosigkeit und das Gefühl, ich lerne sowieso nie, richtig zu sprechen: **Chestnut Bud, Gorse**
- Wenn unterdrückte Gefühle die Ursache des Stotterns sind:
  Agrimony, Chestnut Bud, Cherry Plum
- Gegen die Angst vorm Sprechen: **Mimulus**
- Wenn das Kind stottert oder sich verhaspelt, weil es Angst hat, daß es gegenüber den sprachgewandteren Größeren sonst nicht zu Wort kommt: **Mimulus, Impatiens**
- Zur Steigerung des Selbstwertgefühls: **Larch**
- Gegen die übergroße Nervosität vorm Sprechen: **Impatiens**

Stiefeltern

Schon in einer normalen Familie ist das Zusammenleben keine Kleinigkeit. Für Stieffamilien gilt das erst recht, und am schwersten von allen hat es der Partner, der aus Liebe zu einem Mann oder einer Frau in eine bestehende Familie einheiratet und erkennen muß, daß er den Kindern in hohem Maße unwillkommen ist. Ganz gleich, wie viel Mühe er oder sie sich gibt: Der geschiedene Vater (die verstorbene Mutter) steht in der Ferne auf der Säule, die die Kinder für ihn/sie errichtet haben, und ist als idealisierter Dritter im Bunde immer dabei. Egal, wie schlecht die Ehe war, Kinder aus einer gescheiterten Beziehung geben die Hoffnung auf eine Wiedervereinigung nicht so leicht auf. Vor allem die Söhne, die eine Zeitlang mit der Mutter allein zusammengelebt und die Rolle als Mann im Hause übernommen hatten, treten nicht freiwillig zurück. Es braucht unendlich viel Geduld, guten Willen und Takt, bis sich eine neue Familie zusammengerauft hat. Auch Bach-Blüten können in dieser krisengeschüttelten Zeit keine Wunder bewirken, aber sie können dazu beitragen, die verhärteten Fronten etwas aufzuweichen.

Stiefeltern benötigen viel Geduld und guten Willen, bis sich die neue Familie zusammengerauft hat.

Welche Blüten für die Eltern?

- Wenn Sie um des lieben Friedens willen alles schlucken und meinen, immer gute Miene zum bösen Spiel machen zu müssen: **Agrimony**
- Wenn die neuen Stiefeltern das Gefühl haben, immer nur ausgenutzt zu werden: **Centaury**
- Wenn Sie verzweifelt sind, weil Sie glauben, gegenüber dem echten Elternteil keine Chance zu haben: **Sweet Chestnut, Star of Bethlehem**
- Wenn Sie aus Übereifer alles falsch machen: **Vervain**
- Wenn Sie kapitulieren wollen: **Chestnut Bud, Elm, Gentian, Gorse, Hornbeam, Wild Rose**
- Wenn Sie glauben, daß Sie allein die Schuld an den Schwierigkeiten tragen: **Pine**
- Für einen guten Neuanfang: **Walnut**
- Wenn Sie verbittert sind: **Willow**
- Wenn Sie völlig verunsichert sind: **Cerato**
- Wenn Sie zu übertriebener Fürsorge neigen: **Red Chestnut**

Welche Blüten für das Kind?

- Für einen positiven Neubeginn: **Walnut**
- Wenn das Kind so tut, als wäre es mit der neuen Situation einverstanden, aber innerlich sehr leidet: **Agrimony**
- Wenn es ständig von dem abwesenden Elternteil spricht und diesen völlig idealisiert: **Clematis, Honeysuckle**
- Wenn es glaubt, an der Trennung der Eltern mitschuldig zu sein: **Pine**
- Wenn es eifersüchtig auf den neuen Partner ist: **Holly**
- Wenn es dem neuen Partner keine Chance gibt: **Holly**
- Wenn es den neuen Partner haßt: **Holly**
- Wenn es über die neue Ehe zutiefst verzweifelt ist: **Star of Bethlehem**
- Wenn es sich in dem Gefühl, das fünfte Rad am Wagen zu sein, völlig zurückzieht: **Larch, Star of Bethlehem, Water Violet**
- Wenn es meint, niemand habe es mehr lieb: **Chicory, Heather**
- Wenn es verbittert ist, weil es das Gefühl hat, die Mutter hielte immer zu ihrem neuen Mann: **Willow**

Trödeln

Kein großes Erziehungsproblem, aber immer wieder ein Anlaß für kleine bis mittlere Familienkrisen. Jeden Morgen das gleiche Drama: Der Aufbruch zum Kindergarten oder zur Schule verzögert sich, weil das Kind herumtrödelt. Es findet nicht aus dem Bett. Es findet nichts zum Anziehen. Der Turnbeutel ist verschollen. Beim Frühstück rutschen die Cornflakes nicht. Und schon ist es wieder so spät, daß Mutter oder Vater den Gewohnheitströdler zornentbrannt mit dem Auto zur Schule bringen müssen, weil er sonst wieder mal zu spät kommt. Vermutlich ist Ihnen längst klar, daß Ihnen die Trödelei wesentlich mehr zu schaffen macht als Ihrem Kind. Und Sie wissen aus leidvoller Erfahrung: Weder Drängeln, noch Schimpfen, noch Moralpredigten haben Erfolg.

Wenn Sie am Ende Ihrer Nervenkraft sind, hilft nur noch eine Radikalkur: Schreiten Sie zur Tat. Zwingen Sie Ihr Kind, die Verantwortung für seine Bummelei selbst zu übernehmen. Kaufen Sie ihm einen Wecker und seien Sie konsequent, so hart das auch sein mag. Bleiben Sie ungerührt, wenn das Frühstück ausfällt. Wenn in der ersten Stunde die Rechenarbeit geschrieben wird und Ihr Kind zu spät kommt: sein Problem. Schreiben Sie keine Entschuldigung. Werden Sie nicht weich. Zugegeben, das ist unendlich schwierig. Aber es könnte Ihnen einen Kampf ersparen, der sich über die nächsten Jahre erstreckt. Zusätzlich können Sie versuchen, Ihren notorischen Trödler mit Bach-Blüten zu behandeln.

- Wenn das Kind keinerlei Zeitgefühl hat: **Hornbeam**
- Wenn sich das Kind überfordert fühlt: **Elm**
- Wenn es mit einem Bummelstreik auf übertriebene Forderungen reagiert: **Wild Rose**
- Wenn es morgens muffelig und unausgeschlafen ist, egal, wie lange es geschlafen hat: **Hornbeam**
- Wenn es grundsätzlich alles Unwichtige zuerst macht und für das Wichtige keine Zeit übrigbleibt: **Hornbeam**

Sorgen Sie dafür, daß Ihr Kind die Verantwortung für seine Bummelei selbst übernimmt.

Welche Blüten?

- Wenn hinter der Bummelei eine unausgesprochene Bitte um Zuwendung steckt: Mich gibt es auch noch: **Chicory**
- Wenn es Angst vor der Schule hat: **Mimulus**
- Bei veränderter Interessenslage, wenn etwa die Schönheitspflege (bei Teenagern) wichtiger ist als die Schule: **Chestnut Bud**
- Wenn das Kind gemerkt hat, daß es mit dem Trödeln die gesamte Familie beherrschen kann: **Vine**
- Wenn das Kind die Rolle als Nesthäkchen genießt und möglichst lange klein bleiben will: **Chicory, Heather**
- Wenn es so gründlich und penibel ist, daß es für alles unendlich viel Zeit braucht: **Crab Apple**
- Wenn hinter der ständigen Trödelei schlicht und einfach Egoismus oder Rücksichtslosigkeit stecken: **Heather, Vine**
- Wenn das Kind von Natur aus ein liebenswerter Traumtänzer ist: **Clematis**

Trotzphase

Irgendwann zwischen ein und drei Jahren geht's los. Buchstäblich über Nacht wird aus dem bezaubernden knuddeligen Baby ein Bündel Zorn. Dem ersten ebenso massiven wie unerklärlichen Wutanfall folgen mit schöner Regelmäßigkeit neue – Tag für Tag. Was genau die jeweilige Zornesattacke auslöst, kann man vorher nie wissen, aber häufig läßt es sich auf eine der drei Formeln bringen:

Mögliche Auslöser

1. Das Kind will etwas tun und darf es nicht.
2. Das Kind will etwas tun und schafft es nicht.
3. Das Kind will etwas haben und kriegt es nicht.

Die Reaktion auf diese kleinen Frustrationen verschlägt den schockierten Eltern die Sprache: Durch Brüllen, Treten, sich auf den Boden Schmeißen, Kopf an die Wand Hauen, Luftanhalten, bis es blau anläuft, versucht der Winzling herauszufinden, wie weit er bei den Erwachsenen gehen kann. Die Psychologen sagen: Das ist ein notwendiger Entwicklungsschritt, um den eigenen Willen zu entdecken und zu entfalten. Folglich wird jede Situation, in der die Vorstellungen von Kind und Eltern kollidieren, zum potentiellen Anlaß für einen Machtkampf, der alle Beteiligten eine Menge Kraft kostet.

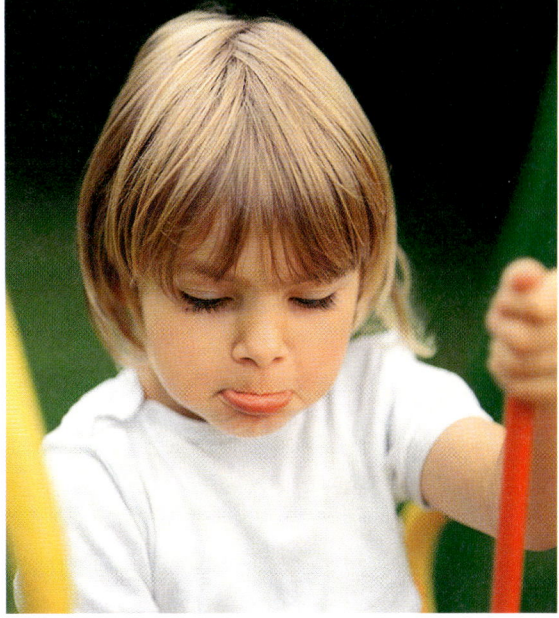

Eines sollte genervte Mütter und Väter trösten. Das Verhalten von Rumpelstilzchen junior hat nichts mit Ungezogenheit zu tun. Es hat einfach noch keine andere Methode gelernt, mit seinem Frust umzugehen. Solche Attacken sind (übrigens für alle Beteiligten) nicht nur hochanstrengend, sondern oft auch hochnotpeinlich, vor allem dann, wenn sich das Bündel Zorn als Bühne für seine geplante Machtübernahme wieder mal das vollbesetzte Kaufhaus, die Kasse vom Supermarkt oder Papas Büro ausgesucht hat.

Keine Angst: Auch die Trotzphase Ihres Kindes geht einmal vorbei.

Versuchen Sie trotzdem, die Szene wie eine Krankheit zu behandeln, wie einen vorübergehenden Anfall; und auch wenn der Angriff gegen Sie gerichtet ist: Nehmen Sie es nicht persönlich. Vermeiden Sie Konfrontationen; geben Sie dem Kind die Chance, durch einen ausgehandelten Kompromiß ohne Gesichtsverlust aus dem Duell herauszukommen und behalten Sie Ihren Humor, auch wenn's hart auf hart geht. Denken Sie immer daran: Es geht vorüber. Mit Bach-Blüten, rechtzeitig verabreicht, können Sie den hochkarätigen Zornesbündeln zumindest den stärksten Wind aus den Segeln nehmen.

- Wenn das Kind ausrastet, weil ihm etwas nicht so gelingt, wie es sich das vorgestellt hat: **Impatiens**
- Wenn es ausflippt, weil es etwas auf der Stelle haben möchte: **Chicory**

Welche Blüten für das Kind?

- Wenn es vor Zorn die Blumenvase zerschmettert: **Holly**
- Wenn es sich in seiner Wut selbst wehtut: **Rock Water**
- Wenn es Mutter, Vater oder die Geschwister tyrannisiert: **Holly, Vine**
- Wenn es sich in seiner Wut übermäßig produziert: **Beech, Holly**

Welche Blüten für die Eltern?

- Wenn Sie an die Grenzen der Geduld geraten: **Impatiens**
- Wenn Sie denken, Sie hätten mit der Erziehung alles falsch gemacht: **Pine**
- Wenn Sie nach außen lächeln, aber innerlich zu platzen drohen: **Agrimony**
- Bei zu wenig Gelassenheit und Mangel an Verständnis: **Beech, Holly**
- Wenn alle Stricke reißen: Ein paar Tropfen **Rescue**

Umzug

Erwachsene ziehen meistens um, weil ein Vorteil damit verbunden ist: eine größere Wohnung, ein beruflicher Aufstieg, ein höheres Gehalt. Kinder ziehen um, weil ihre Eltern umziehen. Die Aussicht auf ein eigenes Zimmer läßt sie kalt, und Vaters Beförderung interessiert sie nicht. Für sie bedeutet ein Umzug fast immer Trennungsschmerz, Abschied von den Freunden, Entwurzelung, eine neue Schule, neue Nachbarschaft – mit anderen Worten: Kummer, den Sie Ihrem Kind nicht ersparen, aber ein wenig erleichtern können.

Tips für den Umzug

— Zeigen Sie Ihrem Kind die neue Umgebung so bald wie möglich, am besten noch vor dem Umzug.

— Versuchen Sie herauszufinden, wo gleichaltrige Kinder in der Nachbarschaft sind, und knüpfen Sie erste Kontakte. Lassen Sie Ihr Kind alle (für sie oder ihn) wichtigen Dinge selbst in Umzugskartons packen und kontrollieren Sie nicht, ob es das wirklich noch braucht. Wegwerfen können Sie später immer noch.

- Richten Sie nach dem Umzug zuerst das Kinderzimmer ein und veranstalten Sie dort ein Picknick auf dem Fußboden.
- Verschieben Sie alle anstehenden Erziehungsschlachten (Topf, im eigenen Bett schlafen, Daumenlutschen aufgeben) auf einen Zeitpunkt, an dem Sie nicht unter Streß stehen.
- Sagen Sie nie: »Du wirst bald neue Freunde finden!« Das ist höchstwahrscheinlich richtig, aber Ihr Kind will keine neuen Freunde. Es will die alten behalten!

Bach-Blüten können die Eingewöhnungsphase erleichtern. Die klassische Umzugsblüte ist Walnut. Sie hilft jedoch längst nicht nur bei Ortswechsel, sondern in allen einschneidenden Phasen des Neubeginns: Wenn Schulanfang, Trennung der Eltern, Internat oder Pubertät anstehen, verleiht Walnut Mut und Schutz vor äußeren Einflüssen.

Welche Blüten?

- Wenn dem Kind das Herz bricht, weil es sich von der gewohnten Umgebung trennen muß: **Walnut, Honeysuckle**
- Um Ihrem Kind die Ablösung zu erleichtern und den Neubeginn positiver zu gestalten: **Walnut**
- Wenn Ihr Kind in der neuen Umgebung schüchtern und unsicher ist: **Walnut**
- Wenn es nicht weiß, wo es zuerst mit dem Auskundschaften der neuen Umgebung anfangen soll: **Wild Oat**
- Wenn das Kind aus Rücksicht zu verbergen versucht, wie verzweifelt es ist: **Sweet Chestnut, Agrimony**
- Für mehr Selbstvertrauen und Zuversicht: **Larch**
- Wenn das Kind tieftraurig und mutlos ist: **Gentian**
- Wenn es Angst in der neuen Umgebung hat: **Mimulus**
- Wenn die neue Umgebung es völlig verunsichert: **Scleranthus**

Zahnarztbesuch

Aufklärung hin und Werbespots her (»Mutti, Mutti, er hat überhaupt nicht gebohrt!«) – ein anstehender Besuch beim Zahnarzt versetzt Kinder in Angst und Schrecken; das liegt nicht selten auch daran, daß sie gemerkt haben, wie sehr sich die Eltern vorm Zahnarztbesuch drücken. Und so kommt es, daß Generationen von Kindern zum ersten Mal auf dem Behandlungsstuhl sitzen und trotz guten Zuredens und Bestechung den Mund entschlossen zu halten. Es wäre gelogen zu behaupten, es gäbe Mittel und Wege (oder Bach-Blüten), die den Zahnarztbesuch zu einem freudigen Ereignis machen. Aber mit Sicherheit gibt es ein paar Methoden (und Bach-Blüten), mit denen sie ihm die Schrecken nehmen können.

Nelkenöl hilft bei plötzlichen Zahnschmerzen.

Suchen Sie sich einen kinderfreundlichen Zahnarzt aus. Gehen Sie mit Ihrem Kind zum ersten Mal hin, wenn Sie sicher sind, daß seine Zähnchen noch in Ordnung sind. Wer weiß, vielleicht macht es ja wirklich den Mund auf. Wenn Ihr Kind am Wochenende oder nachts starke Schmerzen hat, ist meist ein Loch im Zahn dafür verantwortlich. Die Bakterien, die sich dort angesiedelt haben, produzieren Säure, und wenn die mit dem Nerv in Berührung kommt, tut es weh. Versuchen Sie, mit einer Zahnbürste mögliche Speisereste gründlich zu entfernen, massieren Sie Nelkenöl ins Zahnfleisch und geben Sie Ihren Kind, bis der Zahnarzt erreichbar ist, Bach-Blüten.

Welche Blüten?

- Wenn das Kind vor Schmerzen und Angst in Panik gerät:
  Rock Rose, Rescue
- Wenn es vor Schmerzen grantig, ungeduldig und unleidlich ist: **Impatiens, Holly**
- Wenn es sich trotz aller psychischer Vorbereitung durch die Eltern im Zahnarztstuhl entsetzlich fürchtet:
  Cherry Plum, Mimulus, Rock Rose
- Wenn voraussichtlich ein Zahn gezogen werden muß:
  Walnut, Star of Bethlehem
- Wenn es vor Schmerzen völlig apathisch ist:
  Wild Rose
- Wenn es weint und nicht von Mamas Arm (oder Schoß) herunter will: **Heather**

Literatur

Frankenberger, Anette: Blütenessenzen für Schulkinder. Knaur, 1995

Howard, Judy: Growing up with Bach flower remedies. Daniel, 1994

Howard, Judy: Bach flower remedies for women. Daniel, 1992

Hyne Jones, T.W: Dictionary of the Bach flower remedies. Daniel, 1976

Jacobs, Jennifer: The Encyclopedia of Alternative Medicine. Journey Editions, 1996

Leach, Penelope: The Parents' A to Z. Penguin Books, 1985

Leach, Penelope: Baby and Child. Penguin Books, 1977

Ramsell, John: The Bach Flower Remedies. Daniel, 1986

Scheffer, Mechthild: Selbsthilfe durch Bach-Blüten-Therapie. Heyne, 1981

Schmidt, Sigrid: Bach-Blüten für Kinder. Gräfe & Unzer, 1994

Wenzel, Irmgard: Heilen mit Blütenenergien. Falken, 1991

Wheeler, F.J: The Bach Remedies Repertory. Daniel, 1952

York, Ute: Nachschlagen statt Zuschlagen. Mosaik Verlag, 1994

York, Ute: Bach-Blüten – Therapie für Körper und Seele. Bechtermünz, 1995

Sachregister